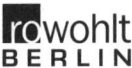

Karl Lauterbach

GESUND IM KRANKEN SYSTEM

EIN WEGWEISER

Rowohlt • Berlin

Meinen Eltern

1. Auflage März 2009
Copyright © by Rowohlt • Berlin
Verlag GmbH, Berlin
Alle Rechte vorbehalten
Karte S. 29 Peter Palm, Berlin
Satz aus der Concorde bei
Pinkuin Satz und Datentechnik, Berlin
Druck und Bindung CPI – Clausen & Bosse, Leck
Printed in Germany
ISBN 978 3 87134 625 5

INHALT

VORWORT

Die Idee zu diesem Buch kam mir während einer Bürgersprechstunde im Wahlkreis. Jeden Tag werde ich mit Schicksalen von Menschen konfrontiert, die mit Krankheiten kämpfen und sich im deutschen Gesundheitssystem nicht zurechtfinden. Sie verstehen nicht, warum sie krank geworden sind, warum ihnen nicht geholfen werden kann und warum das deutsche Gesundheitssystem sie im Stich zu lassen scheint. Sie suchen einen guten Arzt, eine gute Klinik oder eine Krankenkasse, die die Kosten für ihre Medikamente oder Behandlungen übernimmt. Viele dieser Probleme könnte es auch in jedem anderen Gesundheitssystem geben. Aber genauso viele gehen auf spezielle Schwächen des deutschen Systems zurück. Das ist für die Betroffenen besonders tragisch, denn sie müssen an zwei Fronten gleichzeitig kämpfen: mit der eigenen Krankheit und mit den Krankheiten des Systems.

Ein Beispiel: Während ich diese Zeilen schreibe, beschäftigt mich der Fall eines überaus begabten jungen Juristen, der eine großartige Karriere vor sich hat. Er leidet an Multipler Sklerose. Da er privat versichert ist, bekommt er Medikamente, die keine gesetzliche Krankenkasse bezahlt, die ihm aber helfen: Bei der Multiplen Sklerose gibt es viele experimentelle Behandlungen, die bei einigen Patienten wirken, bei anderen nicht; die gesetzlichen Kassen dürfen die Kosten grundsätzlich nicht übernehmen – es sei denn, die Behandlung erfolgt im Rahmen von speziellen klinischen Studien. Daran aber können gesetzlich Versicherte in der

Regel nur dann teilnehmen, wenn die Krankheit bereits weit fortgeschritten ist. Denn sie dürfen – im Gegensatz zu Privatpatienten – in der Klinik nur stationär, nicht ambulant behandelt werden.

Unser Jurist muss in Kürze seine private Krankenversicherung verlassen, weil er angestellt sein wird. Er verdient nicht genug, um privat versichert zu bleiben. Damit wird er nicht nur den Arzt der Universitätsklinik verlieren, der ihn bislang behandelt hat, sondern auch auf seine Medikamente verzichten müssen. Er hätte in Zukunft nur dann eine Chance, sie zu bekommen, wenn er ins Krankenhaus eingewiesen werden muss: Sein Gesundheitszustand müsste sich also dramatisch verschlechtern, damit er eine Behandlung erhält, die ihm bislang hilft, gesund zu bleiben. Die Krankenkasse wird dann nicht nur die Kosten für die Medikamente tragen müssen, sondern auch noch für den Klinikaufenthalt – so funktioniert das kranke System.

Selbst wenn er bald so viel verdienen wird, dass er sich wieder privat versichern könnte, wird ihm das nicht viel helfen, denn als Multiple-Sklerose-Patient wird ihn keine private Krankenversicherung wieder aufnehmen. Als Privatpatient war er ein Gewinner des kranken Systems; bald wird er zu dessen Verlierern zählen.

Jeden Tag, wie gesagt, begegnen mir neue Fälle. Doch statt sie im Einzelnen zu schildern, werde ich in diesem Buch zunächst die Krankheiten des Systems beschreiben. Im zweiten Kapitel soll der Leser erfahren, wie er durch Vorbeugung den wichtigsten Erkrankungen entgegenwirken kann – immerhin werden mehr als acht von zehn Lesern zu irgendeinem Zeitpunkt von ihnen betroffen sein. Dabei konzentriere ich mich auf das, was wirklich wichtig und wissenschaftlich besonders gut abgesichert ist. Die Maßnahmen der Vorbeugung, die dort empfohlen werden, sind alle ohne Einschränkung der Lebensqualität oder besondere Anstrengungen umzusetzen.

Im dritten Kapitel geht es darum, wie man gute Ärzte und Kliniken findet. Für ausgewählte Krankheiten werden Kliniken genannt, die diese Krankheiten in den wichtigsten deutschen Ballungsgebieten besonders oft versorgen. Und man erfährt, worauf man noch achten muss, um ihre Qualität beurteilen zu können. Weil es gerade in der Krebsbehandlung in Deutschland so große Defizite gibt, wird am Ende des dritten Kapitels vor den häufigsten Fehlern gewarnt, die ein Patient machen kann, der sich einer solchen Behandlung unterziehen muss. Im letzten Kapitel schließlich soll es um Therapievorschläge gehen: Wie können die Krankheiten des Systems geheilt werden? Und welche politischen Maßnahmen müssen wir ergreifen, damit unser Gesundheitssystem zur internationalen Spitzenklasse aufschließt?

Dieses Buch hätte nicht geschrieben werden können ohne die Mitarbeiter meines Institutes in der Kölner Universitätsklinik, insbesondere Dr. Markus Lüngen, Dr. Stephanie Stock, Dr. Andreas Gerber, Dr. Thomas Rath und Daniele Civello. Das Gleiche gilt für Olaf Rotthaus, meinen Büroleiter in Berlin, der mir zudem eine unersetzliche Hilfe ist, um die wachsende Zahl der Anfragen von Bürgern aus ganz Deutschland zu bewältigen. Schließlich sei betont, dass im Buch kein Argument vorkommt, das ich nicht in vielen Diskussionen vorab mit Ulrike Winkelmann besprochen hätte, sodass ich meinen Beitrag von dem ihren kaum noch unterscheiden kann. Der Rowohlt • Berlin Verlag hat mir wie schon bei meinem letzten Buch jene kompetente und motivierende Unterstützung gegeben, die solche Bücher erst möglich macht. Hier gilt mein besonderer Dank Jens Dehning und Bernd Klöckener. In meiner Partei danke ich erneut Eva Lux, Karl-Heinz Frebel und Norbert Fuchs, die im Wahlkreis die Arbeit mit den Bürgern organisieren.

1. DIAGNOSE:
KRANKHEITEN DES DEUTSCHEN
GESUNDHEITSWESENS

Das deutsche Gesundheitssystem gilt in der öffentlichen Meinung als eines der besten der Welt. Es ist bekannt für seine lange Tradition und die legendäre Solidarität zwischen den Versicherten, die ihm zugrunde liegt. Anerkennend spricht man vom Bismarck'schen System. Besonders gelobt wird der Umstand, dass es sich um eine Sozialversicherung handle, die vom Staat unabhängig sei und dennoch nicht allein den Marktgesetzen folge – ein «dritter Weg» sozusagen: Weder die Rationierungen der Staatsmedizin noch die Zweiklassenmedizin von reinen Marktsystemen müssten die Deutschen ertragen.

Jeder kennt die Berichte von langen Wartelisten in den skandinavischen Ländern und in Großbritannien. Wenn der Staat der einzige Anbieter von Krankenhausbetten oder Arztsitzen ist, kann dies dazu führen, dass das Angebot so knapp wie möglich gehalten wird, um die Kosten zu begrenzen. Schließlich muss der Steuerzahler die Behandlung finanzieren, und jede Steuererhöhung kostet Wählerstimmen. In Staatssystemen gibt es oft zu wenig Auswahl an Krankenhäusern und Ärzten. In Großbritannien wurde den Patienten lange Zeit der Hausarzt nach ihrem Wohnsitz zugewiesen; ohne seine Überweisung konnte man keinen Facharzt und keine Klinik aufsuchen, bekam keine Medikamente. Auch auf die Wahl des Krankenhauses hatte man kaum Einfluss, wenn nach langer Wartezeit endlich ein Bett zur Verfügung stand. Hatte der Patient, nicht selten zu Recht, das Gefühl, in einer schlechten Klinik gelandet zu sein, gab es keine Alternative – es sei denn, er wählte eine völlig unabhängige private Versorgung, die er dann in der Regel vollständig bezahlen musste.

Heute ist das britische Gesundheitssystem etwas flexibler, sodass man sich seinen Hausarzt oder die Klinik zumindest bedingt aussuchen kann. Aber wie in den skandinavischen Ländern sind Wartelisten immer noch üblich. So warteten 2005 in Großbritannien 41 Prozent der Patienten und in Kanada etwa jeder Dritte länger als vier Monate auf einen planbaren chirurgischen Eingriff.[1] In derselben Befragung gaben in Deutschland nur sechs Prozent der Patienten an, dass sie mehr als vier Monate auf eine planbare Operation warten mussten, der niedrigste Anteil aller befragten Länder.[2]

In reinen Marktsystemen wiederum, etwa in den USA oder in Dubai, regeln Angebot und Nachfrage den Preis und die Verfügbarkeit von medizinischen Leistungen. Es gibt zwar für fast jede Krankheit genug (und häufig mehr als genug) Angebote, aber für viele Betroffene sind sie unerschwinglich. Außerdem hängt die Qualität der Behandlung stark davon ab, wie viel der Patient, also der Kunde, bezahlen kann oder will – ein unerträglicher Umstand. Wer weniger Geld hat, muss länger auf eine Operation oder Untersuchung warten, während wohlhabendere Patienten sofort einen Termin bekommen. Oft wird ihnen sogar mehr Medizin angeboten, als gut für sie wäre.

Dabei spielt eine große Rolle, dass man in den Vereinigten Staaten für Arzneimittel und für Krankenhäuser oder Ärzte direkt werben kann. Bluttests auf Prostatakrebs werden in Supermärkten angeboten, ebenso Medikamente, für die man in Deutschland ein Rezept braucht. Kein Fernsehabend vergeht, ohne dass einzelne Ärzte, Kliniken oder Pharmaunternehmen ihre Dienste anpreisen; spätestens nach dem zweiten Werbespot fühlt sich jeder über 50-Jährige krank. Nach drei Werbeblöcken fragt man sich, ob man das Ende des Spielfilms noch erleben wird. Jedes Angebot, das genug Nachfrage findet, geht in den USA auf den Markt, und wenn die Nachfrage nicht reicht, muss sie künstlich erzeugt werden. Daher erfinden amerikanische Pharmaunternehmen regelmäßig neue Krankheiten für Wirkstoffe, die sie selbst entwickelt haben. Oder sie dramatisieren die Folgen existierender Krankheiten, um ihre neuen Produkte in den Markt zu drücken. Etwa das Syndrom der unruhigen Beine, für dessen Behandlung ein Psychopharmakon eingesetzt wird, oder die überaktive Blase oder die krankhafte chronische Müdigkeit. Allein die volkswirtschaftlichen Kosten zur Behandlung der überaktiven Blase werden in den USA für das Jahr 2000 auf 12 Milliarden US-Dollar geschätzt.[3] Ein wesentlicher Teil davon wird von den Patienten selbst getragen.

Kaum ein amerikanischer Mann geht ohne eine Fernsehwarnung vor nachlassender Potenz im Alter zu Bett. Kompensiert er den Verdruss mit ein paar Bier, scheint sich auch schon die überaktive Blase zu melden. Am Ende des Werbeblocks folgt ein Spot, in dem Anwälte nach Klienten für Sammelklagen suchen – gegen Hersteller von Medikamenten, die hier noch vor kurzem beworben wurden, deren schädliche Nebenwirkungen aber inzwischen bekannt sind. So sollte Vioxx dem alternden Sportler angeblich helfen, seine müden und verschlissenen Knochen zu bewegen, um Herzkrankheiten vorzubeugen. Etwas später stellte sich heraus, dass das Medikament selbst Herzinfarkte verursacht und der Hersteller dies so lange wie möglich verschwiegen hatte.[4]

Auf diese Weise werden in den USA ständig neue medizinische Märkte geschaffen und zerstört, und niemand hat das

Gefühl, gut versorgt zu sein, obwohl nirgendwo in der Welt mehr für medizinische Leistungen ausgegeben wird. Gleichzeitig verfügen 50 Millionen Amerikaner über gar keinen Versicherungsschutz.[5] Mit der Rezession verlieren viele Menschen nicht nur ihre Arbeit, sondern zugleich auch ihren Versicherungsschutz, oft für die ganze Familie. Während für denjenigen, der Geld und Versicherungsschutz hat, erst noch Krankheiten erfunden werden, um ihn dann entsprechend ausnehmen zu können, stirbt der Nichtversicherte an Krebs, weil er sich keine wirkungsvolle Therapie dagegen leisten kann.

Ist das deutsche Gesundheitssystem also tatsächlich der goldene Mittelweg zwischen «Staatsmedizin» und «amerikanischen Verhältnissen»? Leider trügt der Schein. Das deutsche Gesundheitssystem ist deutlich schlechter als sein internationaler Ruf. Je mehr man sich mit ihm beschäftigt, desto klarer erkennt man seine Schwächen. So ist es hervorragend aufgestellt, wenn es darum geht, eine relativ triviale Krankheit wie eine akute Bronchitis oder eine leichte Verletzung zu behandeln. Doch je schwerer die Krankheit, desto unwahrscheinlicher ist es, dass sie in Deutschland optimal versorgt würde. Vereinfachend ausgedrückt, ist es in Deutschland noch schlimmer als anderswo, wenn man statt an einer Bronchitis an Lungenkrebs erkrankt.

Wie kommt es dann, dass unser Gesundheitssystem als vorbildlich gilt? Und wieso ist es so viel schlechter als sein Ruf?

Vor allem zwei Argumente hört man immer wieder, wenn die Qualität des deutschen Systems gelobt wird. Das erste sind die hohen Kosten: Was teuer ist, denkt der Bürger, muss auch gut sein. Er glaubt, das deutsche Gesundheitssystem, an dessen sehr hohe Kosten ihn regelmäßig die Fernsehnachrichten und die Gehaltsabrechnung erinnern, müsse deshalb hochwertig sein. Leider ist es bei Gesundheitssystemen ein Irrtum, vom Preis auf die Qualität zu schließen. Unser Gesundheitssystem ist nach Anteil an den Ausgaben am Bruttosozialprodukt das viertteuerste von allen OECD-Staaten, und trotzdem belegen wir im WHO-Vergleich nur den fünfundzwanzigsten Platz laut einer Studie, die die Qualität der jeweiligen Gesundheitssysteme im Verhältnis zu den Kosten untersucht.[6]

Wenn zum Beispiel schwere Krankheiten nicht verhindert werden, weil es an Vorbeugung fehlt und es wegen ineffizienter, unzulänglicher Behandlungsmethoden zu Verschwendung kommt, ist das System gleichzeitig teuer und schlecht. Wie sich zeigen wird, gilt das in hohem Maße für das deutsche Gesundheitssystem.

Als ein zweiter Vorteil wird oft angeführt, dass es in Deutschland einen Wettbewerb zwischen den Krankenkassen gibt. Davon bleibt bei näherer Betrachtung nicht viel übrig: Zwar konkurrieren, anders als in Staatssystemen, die 215 gesetzlichen Krankenkassen[7] in Deutschland miteinander, aber faktisch handelt es sich doch um Einheitskassen. Es ist nämlich gesetzlich geregelt, dass alle einen gemeinsamen und einheitlichen Versicherungsschutz anbieten müssen, in dem mehr als 95 Prozent aller Leistungen gleich sind. Etwas anderes gibt es nur für den, der sich privat versichern oder sich eine Zusatzversicherung leisten kann. Der einzige echte Wettbewerb herrscht nicht zwischen den gesetzlichen Krankenkassen, sondern zwischen ihnen und der privaten Krankenversicherung.

Dieser Wettbewerb bringt den gesetzlich Versicherten oft große Nachteile. Einem Professor oder Chefarzt einer Uniklinik, der den gesetzlich Versicherten nicht behandeln will, weil der im Gegensatz zum Privatpatienten kein zusätzliches Geld bringt, ist es egal, welcher gesetzlichen Kasse jener Patient angehört. Diese bieten alle die gleichen Ärzte, Krankenhäuser und Medikamente an. Keine Kasse hat eine exklusive Liste mit besonders guten

Ärzten, und keine Kasse sagt einem, welches Krankenhaus für welche Operation zu vermeiden und welches zu empfehlen wäre. Es geht beim deutschen Krankenkassenwettbewerb bislang ausschließlich darum, junge und gesunde Mitglieder zu gewinnen und ältere und kranke außen vor zu halten – auch der Gesundheitsfonds wird die Situation nicht entscheidend verbessern, wie im vierten Kapitel beschrieben werden soll.

Die Kassen bieten beispielsweise regelmäßig Leistungen wie Homöopathie an oder Beratung bei Rückenleiden, die durch sitzende Tätigkeit entstehen, während man auf Kurse zum Gelenk- und Rückenschutz für Bauarbeiter oder eine freiwillig angebotene begleitende Psychotherapie für Depressionen nach erfolgreicher Krebsbehandlung verzichtet. Die Krankenkasse will den Büroangestellten, nicht den Bauarbeiter, den Gesunden, nicht den Krebspatienten. Wer sich für Homöopathie interessiert, hat in der Regel studiert und achtet stärker auf seine Gesundheit, ist also ein lukratives Mitglied. In der Fachsprache bringen solche Mitglieder einen «positiven Deckungsbeitrag», das heißt, sie zahlen mehr ein, als sie Kosten erzeugen. Der Krebskranke dagegen sorgt ohnehin bereits für Verluste, und seine Psychotherapie verursacht zusätzliche Kosten, bindet ihn an seine Krankenkasse und verlängert sein Leben mit Krebs. Wissenschaftlich gibt es zwar keine überzeugenden Beweise für die Wirkung der Homöopathie, trotzdem wird sie von vielen Kassen bezahlt.[8] Gesichert ist dagegen, dass die Lebenserwartung von Krebskranken maßgeblich davon abhängt, ob sie nach der Behandlung an Depressionen leiden oder nicht.

Trotzdem gibt es in Deutschland keine einzige Krankenkasse, die hier mehr anbietet als gesetzlich vorgeschrieben. Würde man das Geld, das für unsinnige Werbeangebote der Krankenkassen in einem kranken Wettbewerb um Junge und Gesunde ausgegeben wird, in die bessere psychotherapeutische Versorgung von

Menschen mit Krebs investieren, wäre das ein phantastischer Gewinn an Lebensqualität für die Betroffenen.[9]

Die Krankheit der Zweiklassenmedizin

Jeder chronisch oder schwer Erkrankte wird eines der Grundübel des deutschen Gesundheitssystems – die sich verschärfende Zweiklassenmedizin – kennen und die Konsequenzen bereits am eigenen Leibe gespürt haben. Während wir in der Politik teilweise noch immer so tun, als würde in Deutschland jeder gleich gut versorgt, erfahren die gesetzlich versicherten Patienten – 90 Prozent aller Bürger –, was es heißt, nicht privat versichert zu sein. Auch ich erlebe häufig, dass ein Kassenpatient, der dieselbe ärztliche Behandlung bekommen möchte wie ein privat Versicherter, mich um Hilfe bittet.

Ein typischer Fall ereignete sich vor ein paar Monaten: Bei einem Studenten war infolge einer Knochenmark-Transplantation nach Leukämie und einer Behandlung mit hochdosiertem Kortison eine Form des grauen Stars aufgetreten, die operiert werden musste. Anders als die Operation eines «normalen» grauen Stars, die heute in fast allen Augenkliniken und vielen allgemeinen Krankenhäusern routinemäßig durchgeführt wird, ist der Eingriff bei dieser selteneren Form der Krankheit schwierig, und es besteht eine viel größere Gefahr, dass er missglückt oder der Erfolg nicht lange vorhält.

Bei solchen Patienten kann langfristig sogar der Austausch der Linse nötig sein, und um eine solche Transplantation so lange wie möglich hinauszuschieben und die Chance für ihr Gelingen nicht zu gefährden, müssen die Operationen davor gut verlaufen. Deshalb wollte der gesetzlich versicherte Student in einer bestimmten Universitätsklinik behandelt werden, wo es ein ganzes Team von

Spezialisten gibt, die Erfahrung mit diesem komplizierten Eingriff haben. Da aber die Unikliniken für Kassenpatienten nur einen Bruchteil des Geldes bekommen, das sie für privat Versicherte abrechnen können, und der Professor selbst, der die Operation vornimmt, an einem Kassenpatienten nichts verdient, sind die Wartelisten für gesetzlich Versicherte mit dieser oder einer ähnlichen Erkrankung lang, und viele werden sogar abgelehnt. So schrieb ich an den zuständigen Professor und bat um eine bevorzugte Behandlung für den Studenten. Ohne die Vermittlung wäre er in einer weniger spezialisierten Klinik operiert worden oder hätte zumindest ein Semester verloren.

Nun könnte man mir vorwerfen, dass ich durch ein solches Schreiben selbst zur Verschärfung der Zweiklassenmedizin beitrage, aber es dürfte verständlich sein, wenn ich einem krebskranken Studenten, den ich schätze, helfen möchte. Der Eingriff gelang, und der Student absolviert schon wieder Prüfungen. Es wird sicher nicht das letzte Mal gewesen sein, dass er meine Hilfe benötigt, denn es ist nur eine Frage der Zeit, bis weitere Eingriffe am Auge erforderlich sein werden. Und da er sich als ehemaliger Krebspatient niemals wird privat versichern können, bleibt er weiterhin auf Unterstützung angewiesen, wenn er eine optimale Versorgung wünscht.

Mittlerweile hat sogar ein nicht unerheblicher Teil der niedergelassenen Fachärzte Wartezeiten für gesetzlich versicherte Patienten. Im Rahmen einer Studie meines eigenen Instituts der Universität zu Köln haben wir die Wartezeiten bei niedergelassenen Fachärzten in der Region Köln untersucht und stellten fest, dass Kassenpatienten im Durchschnitt dreimal so lange warten wie Privatpatienten. Dabei ging es auch um wichtige diagnostische Leistungen, die für die Abklärung einer ernsthaften Erkrankung notwendig sind, etwa eine Magenspiegelung.[10]

Das, was ich im Falle des Studenten getan habe, damit er gut operiert wird, tun in der Zwischenzeit auch viele Hausärzte; sie verbringen einen nicht unerheblichen Teil ihrer Zeit mit «Lobbyarbeit» für ihre Patienten und bemühen sich bei Spezialisten, insbesondere in den Universitätskliniken und den Spezialpraxen, um Termine. Patienten, deren Hausarzt entweder über keine Kontakte verfügt oder ihnen mit den Worten «Gehen Sie mal zu einem Neurologen!» einfach eine Überweisung in die Hand drückt, haben Pech gehabt. Wenn der Arzt versucht, einen Termin für seinen Patienten zu bekommen, der Spezialist jedoch ablehnt, belastet dieser Misserfolg oft das Verhältnis zwischen Hausarzt und Patient.

Wie konnte es zu einer solchen Situation kommen? Drei Gründe sind ausschlaggebend. Zum einen fehlt es in Deutschland insgesamt an Spezialisten für viele Bereiche, obwohl wir sehr viele Fachärzte haben; die Ursachen dafür sollen weiter unten erläutert werden. Zweitens werden die Spezialisten deutlich besser bezahlt, wenn sie einen privat Versicherten behandeln. Zwei- bis dreimal so viel Geld gibt es für den privat Versicherten mit der gleichen Krankheit, und da das Einkommen der Ärzte für die gesetzlich Versicherten oft gedeckelt ist, wirken die Unterschiede sich noch stärker aus: Bei ausgeschöpftem Budget bedeutet ein weiterer Kassenpatient für den niedergelassenen Arzt oft nur mehr Arbeit oder sogar höhere Kosten, während der zusätzliche Privatpatient mit derselben Krankheit ein paar hundert Euro, bei einer Herzkatheter- oder einer Kernspinuntersuchung sogar mehr als tausend Euro einbringen kann.

Das ist für den gesetzlich Versicherten natürlich eine missliche Lage. Denn er ist es, der mit seinem Beitrag auch die Kosten für die gesetzlich mitversicherten Kinder, für die Arbeitslosen und die Rentner zahlt, allesamt Versicherte, die er subventioniert. Jetzt, wo er selber krank ist, wird er gegenüber dem Privatpatienten benachteiligt, der nicht einen einzigen Cent zur Mitversicherung dieser Menschen beiträgt, und muss sich wie ein Bittsteller fühlen. Insbesondere Spezialisten, die sich ihre Patienten selbst aussuchen können und am liebsten nur privat Versicherte behandeln würden, vermitteln dem Kassenpatienten oft den Eindruck, er müsse froh sein, nicht sofort weggeschickt zu werden. Dabei zahlt er bei gutem Einkommen fast 600 Euro Krankenkassenbeitrag, viel mehr als fast alle privat Versicherten. Mit der Hälfte dieser Summe subventioniert er ärmere gesetzlich Versicherte.

Der dritte Grund für die Zweiklassenmedizin liegt darin, dass nur privat Versicherte auch von Krankenhausspezialisten ambulant behandelt werden dürfen. Daher stehen für die 10 Prozent der privat Versicherten doppelt so viele Spezialisten zur Verfügung wie für die 90 Prozent der gesetzlich Versicherten. Das führt bei den Kassenpatienten zu einer drastischen Unter- und bei den Privatpatienten zu einer Überversorgung: Die privat Versicherten werden fast nur von Spezialisten behandelt (sogar bei trivialen Erkrankungen wie einem Leistenbruch) und haben häufig überhaupt keinen Hausarzt mehr, selbst die Bronchitis wird von einem Lungenfacharzt behandelt; dagegen haben diejenigen gesetzlich Versicherten, die an schwersten Erkrankungen leiden, keine Chance, von einem Universitätsprofessor auch nur untersucht zu werden. Eine solche Diskriminierung der gesetzlich Versicherten bei der Versorgung mit Spezialisten gibt es in keinem anderen europäischen Land, und sie ist durch nichts zu rechtfertigen.

Die Krankheit der mangelnden Spezialisierung

Nicht jeder Facharzt ist zugleich bereits ein Spezialist. Ein Facharzt für Chirurgie, der auch Knieverletzungen operiert, ist längst noch kein Meniskusspezialist. Paradoxerweise kommen daher in Deutschland für viele Krankheiten mehr Fachärzte, aber weniger Spezialisten auf 1000 Patienten als zum Beispiel in Schweden. Dort, wie überhaupt in den skandinavischen Ländern und den USA, ist die Spezialisierung der Fachärzte deutlich weiter fortgeschritten.

Der Mangel an Spezialisierung ist eine wesentliche Ursache dafür, dass das deutsche Gesundheitssystem schlechter ist als sein internationaler Ruf. Obwohl zum Beispiel in Großbritannien oder Norwegen sehr viel weniger Krankenhausbetten für eine Behandlung zur Verfügung stehen als in Deutschland (hier sind es 8,3 pro 1000 Einwohner, in Norwegen nur 3,6 und in Großbritannien auch 3,6)[11] und obwohl in den USA längst nicht jeder versichert ist, überlebt man den Ausbruch einer Krebserkrankung in diesen Ländern im Durchschnitt länger als in Deutschland.

Die Eurocare-Studie hat gezeigt, dass in Deutschland ein Jahr nach Behandlung des Darmkrebses noch 70,9 Prozent der Männer überlebt haben, in Schweden jedoch 73,6 Prozent. Nach fünf Jahren leben in Deutschland noch 50,2 Prozent der Männer, in Schweden hingegen 52,2 Prozent. Beim Brustkrebs überleben in Deutschland 75,4 Prozent der Patientinnen fünf Jahre, in Schweden sind es 82,6 Prozent.[12] Bei der Krebsbehandlung ist die Medizin in Deutschland allenfalls Mittelmaß.[13]

Weder die Zahl der zur Verfügung stehenden Krankenhausbetten noch ein paar Tage zusätzliche Wartezeit bestimmen, ob und wie ein Patient eine Krebserkrankung überlebt. Vom Beginn der Entstehung bis zu den ersten Symptomen eines Darmkrebses etwa können zehn bis fünfzehn Jahre vergehen.[14] Entscheidend für das weitere Überleben ist dann nicht, ob der Patient nach so vielen Jahren ein paar Tage mehr oder weniger auf die Operation warten muss, sondern wie gut sie durchgeführt wird. So hat sich gezeigt, dass beim Darmkrebs die Wahl des Chirurgen noch wichtiger ist als die Frage, wie weit der Krebs schon fortgeschritten ist.

Sehr kurze Wartezeiten, die oft als Beweis für die Leistungsfähigkeit unseres Systems hingestellt werden, sind oft ein Alarmsignal und sollten keineswegs beruhigen. Allgemein gilt nämlich: Je weniger Spezialisierung, desto kürzer die Wartezeiten. Wenn jeder Chirurg alles operieren würde – vom Bänderriss über die Nierentransplantation bis zum Hirntumor –, gäbe es wahrscheinlich gar keine Wartezeiten mehr, aber die Behandlungsergebnisse wären eine nationale Katastrophe. Welchen Wert hat es schließlich für einen Patienten, schnell, aber schlecht operiert zu werden? Oft hat er für den Rest seines Lebens unter den Folgen eines «Schnellschusses» zu leiden.

In den skandinavischen Ländern und in Großbritannien sorgt der Staat dafür, dass die Qualitätsstandards der Angebote gewahrt bleiben, und in den USA verschwinden die schlechtesten Krankenhäuser oft deshalb vom Markt, weil ihre Mängel in regelmäßigen Vergleichen öffentlich zur Schau gestellt werden. Außerdem können die Kliniken es sich wegen der hohen Haftungsrisiken nicht leisten, Ärzte zu beschäftigen, denen viele Komplikationen oder sogar Kunstfehler nachzuweisen sind. In New York zum Beispiel sank die Sterberate für Herzoperationen deutlich, nachdem die *New York Times* die Operationsergebnisse der Herzchirurgen veröffentlicht hatte, woraufhin die schlechtesten Ärzte gekündigt wurden und die Patienten die Kliniken, die sich als mangelhaft erwiesen hatten, mieden.

In Deutschland gibt es weder eine staatliche Qualitätskontrolle noch einen Markt, auf dem die Krankenhäuser sich behaupten müssten. Bei internationalen Vergleichen von Gesundheitssystemen schneidet Deutschland in der Regel in fast allen Bereichen schlechter ab als gemeinhin angenommen. Das gilt zumindest für die häufigen und sehr schweren Krankheiten. Die Europäische Union hat ermittelt, dass in Deutschland 65-jährige Bürger statistisch noch rund sechs gesunde Lebensjahre (*healthy life years*) vor sich haben. In Dänemark sind es mehr als doppelt so viele, in Schweden, den Niederlanden und Großbritannien immer noch über zehn Jahre. Deutschland lag trotz seiner enormen Gesundheitsausgaben an zwanzigster Stelle von 27 Ländern.[15]

Es gibt keine einzige internationale Studie, bei der das deutsche Gesundheitssystem, was die Qualität der Behandlung betrifft, besonders gut abgeschnitten hätte. Die Defizite haben viele Gründe. Der wichtigste ist ein Nebeneinander von ausgezeichneter und minderwertiger Qualität; Kreis- und Weltklassespieler treten alle in derselben Liga an, wobei sich die kleine Gruppe der Weltklassespieler zunehmend in Richtung der lukrativen privat Versicherten verabschiedet oder sogar im Ausland arbeitet. Bei

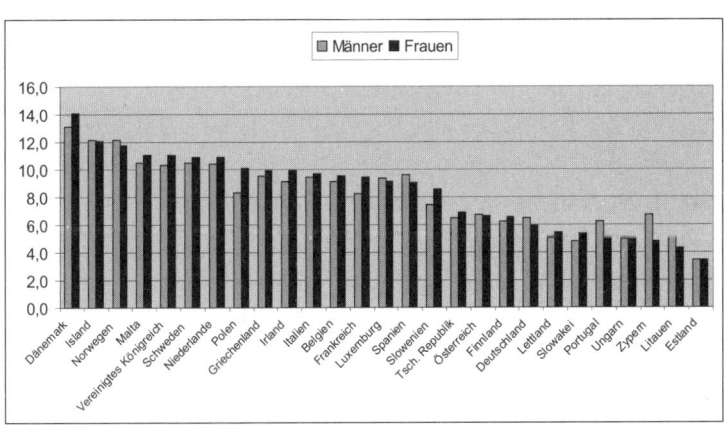

Gesunde Lebensjahre mit 65 Jahren (2005; vorläufige Daten)[16]

23

näherer Betrachtung kann das auch nicht überraschen. Wenn weder der Staat die schlechten Angebote vom Markt nimmt, wie dies in den staatlichen Systemen der Fall ist, noch der Markt über Transparenz und hohe Haftungsrisiken die schlechtesten aus dem Angebot drängt, sollte es nicht verwundern, dass es riesige Unterschiede in der Qualität gibt. Da der Arzt stets das gleiche Honorar erhält, egal ob er gute oder schlechte Arbeit leistet, lohnt es sich für ihn nicht, eine aufwendige Behandlung durchzuführen. Spezialisiert sich etwa ein Orthopäde auf besonders schwer zu operierende Fälle, auf die er sich entsprechend gründlich vorbereitet, und setzt er auch noch ein besonders teures und haltbares Kunstknie ein, verdient er nicht mehr als sein Kollege, der alle Patienten nach demselben Schema operiert – im Gegenteil: Er macht Verlust, sein schlecht, billig und schnell operierender Kollege hingegen Gewinn. Unser System belohnt den Billiganbieter und verhindert gleichzeitig, dass es zu einer notwendigen Spezialisierung kommt.

Die Tatsache, dass sich viele Fachärzte nicht spezialisiert haben, ist daher auch dem falschen Honorarsystem der letzten Jahrzehnte geschuldet, wo eine konsequente Spezialisierung für den Facharzt oft das wirtschaftliche Aus bedeutet hätte. Dies gilt für Fachärzte in sehr vielen Bereichen noch heute.

Die Krankheit der mangelhaften Fortbildung

Ähnlich schlecht ist es im deutschen Gesundheitssystem leider um die Fortbildung der Ärzte bestellt. Während wir in der gesundheitspolitischen Auseinandersetzung der letzten Jahre viele unpopuläre Entscheidungen auch gegen die Interessen der Lobbyisten von Ärzteschaft und Krankenhäusern durchsetzen konnten, so zum Beispiel eine zum Teil recht drastische Kostenkontrolle, hat die Politik dieses zentrale Problem nicht entschlossen genug angepackt. Obwohl sich niedergelassene und Krankenhausärzte laut Gesetz regelmäßig fortbilden müssen, findet dies bei weitem nicht in dem Umfang statt, der notwendig wäre. Auch fehlt es an Anreizen für Ärzte, sich ausreichend fortzubilden. Die bestehenden Gesetze verlassen sich zu sehr auf Freiwilligkeit. Dabei hat sich der Fortschritt in der Forschung dramatisch beschleunigt. Täglich erscheinen Hunderte medizinische Studien. Es gibt mehrere zehntausend einschlägige Journale. Bereits 1995 hätte ein Arzt der Allgemeinmedizin 17 Artikel pro Tag lesen müssen, um sich über die in seinem Fachgebiet neu gewonnenen Erkenntnisse zu informieren.[17] Ich selbst lese jeden Tag mindestens eine Stunde wissenschaftliche Studien, kann aber damit nur die bedeutendsten Entwicklungen verfolgen. Die meisten niedergelassenen Ärzte haben zudem nicht gelernt, wie man Studien statistisch und methodisch bewertet. Ihr Fachenglisch reicht oft nicht aus, sie überhaupt in vertretbarer Zeit zu lesen, dabei werden schätzungsweise 95 Prozent aller neuen wissenschaftlichen Erkenntnisse in englischer Sprache veröffentlicht. Ältere Ärzte in den neuen Bundesländern beherrschen manchmal überhaupt kein Englisch. Keine der bedeutendsten Fachpublikationen wird aber ins Deutsche übersetzt. Kaum ein deutscher Wissenschaftler, der eine wichtige Studie durchgeführt hat, publiziert sie noch in deutschsprachigen Fachzeitschriften, weil diese international nicht wahrgenommen werden. Die internationalen Journale sind teuer und werden nur von den wenigsten Ärzten abonniert. So kostet das Abonnement von führenden Journalen wie dem *New England Journal of Medicine* oder dem *Journal of the American Medical Association* jeweils über 200 Euro. Die deutschen Fachzeitschriften haben durchschnittlich weniger als 6000 Abonnenten.[18] Für ausländische Zeitschriften liegt die Zahl deutscher Abonnenten wohl weit darunter. Bei rund 288 000 Ärzten in Deutschland reicht das nicht aus. Der Heidelberger Wissenschaftsverlag Springer wurde 2003 von britischen Investoren gekauft. Mittlerweile ärgere ich mich fast täglich, wenn ich auf seiner Website 20 bis 50 Euro für das Herunterladen eines wissenschaftlichen Artikels bezahlen soll. Viele Ärzte scheuen solche Kosten.

Was hier fehlt, ist eine zuverlässige und gut verständliche Aufarbeitung dieser Studien. Schon seit mehr als 15 Jahren erscheint zum Beispiel in den USA das sogenannte *Journal Watch*, in dem die wichtigsten neuen Studienergebnisse für den niedergelassenen Arzt zusammengefasst und kommentiert werden. Die Publikation wird nicht durch Sponsoren aus der Pharmaindustrie finanziert, ist unabhängig von fremden Interessen und wird von einem erstklassigen Team von Wissenschaftlern betreut. Leider haben wir nichts Vergleichbares.

Während wir also über moderne Krankenhäuser, teure Medizintechnologie und modernste Arzneimittel verfügen, werden ausgerechnet die Menschen, die all dies einsetzen sollen, nicht ausreichend geschult. Wir investieren immer mehr in die Hardware der Medizin – neue Computertomographen für 1,2 Millionen Euro, Protonenbestrahlungsanlagen für bis zu 100 Millionen Euro, Chemotherapie für Krebskranke mit Antikörpern mit Kosten von über 50 000 Euro pro behandeltem Patienten –, aber viel zu wenig in die Software, also das Wissen der Ärzte.

Der führende deutsche Wissenschaftler zum Thema Fortbildung bei deutschen Ärzten, Gerd Antes, fasst die Lage wie folgt zusammen: «Wenn Deutschland in der Wissensgenerierung schon keine große Rolle spielt, sollte es vielleicht den globalen Wissenspool besonders geschickt nutzen. Das ist allerdings nicht der Fall. Ein entscheidender Grund liegt in der Sprachbarriere zwischen der Welt des Wissens und der deutschen Versorgungswirklichkeit. Wenn man entsprechenden Studien glauben darf, können oder wollen 80 Prozent der deutschen Ärzteschaft in der beruflichen Routine nichts in englischer Sprache lesen. Damit sind sie zwangsläufig von dem globalen Wissenspool abgeschnitten und auf die Sekundärverarbeitung in deutschen Zeitschriften sowie auf die vielfach als interessengesteuert beklagten Informationen durch die pharmazeutische Industrie angewiesen. Was ist aber mit den anderen 20 Prozent und denen, die sich der englischsprachigen Herausforderung stellen wollen? Sie werden von ihren Organisationen und Verbänden weitgehend im Stich gelassen. Bei den deutschen politischen Instanzen und Organisationen ist eine erstaunliche Ignoranz und ein weitverbreitetes Desinteresse gegenüber diesen Entwicklungen festzustellen, die dazu führen, dass selbst etliche Universitätskliniken sowie der größte Teil der Ärzteschaft keinen Zugang zu den relevanten Wissensquellen haben.»[19]

Natürlich gibt es sowohl in Krankenhäusern als auch in Praxen Ärzte, die den Stand der Forschung mit großem Aufwand verfolgen und sich auskennen. Aber ein Arzt, der sich auf eigene Kosten regelmäßig fortbildet, was beim sich immer mehr beschleunigenden Zuwachs an neuen Erkenntnissen ohnehin schwer genug ist, hat davon keinerlei Vorteil: Er muss nicht nur die teuren Fachjournale bezahlen, sondern verliert auch Zeit, in der er Patienten behandeln könnte. Die jährlichen Kosten einer guten Fortbildung für Hausärzte liegen bei schätzungsweise 6500 Euro, wobei 500 Euro auf die Fachliteratur und 6000 Euro auf den Verlust an Arbeitszeit entfallen.[20]

Die jetzt gesetzlich vorgeschriebene Fortbildungspflicht kann der Arzt im Internet bedienen, indem er sich auf ein paar Dinge beschränkt, die er gut kennt, und andere Bereiche völlig auslässt. Dies ist vergleichbar mit einer Prüfung, bei der die Studenten sich selbst den Prüfungsstoff aussuchen können und diesen dann am Computer zu Hause mit jeder erdenklichen Hilfe, mit Freunden oder Kollegen und mit aufgeschlagenem Buch beantworten oder beantworten lassen. Wer an Veranstaltungen teilnimmt, auf denen sogenannte Mietmäuler – Professoren, die sich von der Pharmaindustrie einkaufen lassen – die Vorzüge neuer Produkte erläutern, kann damit Punkte für die minimale Fortbildungspflicht sammeln. Das System belohnt Ärzte, die es sich so einfach wie möglich machen, und bestraft diejenigen, die viel Geld und Zeit in ihre Fortbildung investieren.

Gerade bei allein praktizierenden Ärzten gibt es in der Regel keinen Zeugen und keine Ankläger für die täglichen Fehlentscheidungen, die auf mangelhafte, weil veraltete Kenntnisse zurückzuführen sind. Welcher Schlaganfall-Patient kommt schon auf die Idee, dass der ihn behandelnde Arzt ein falsches Medikament verschrieben haben könnte, und das womöglich auch bei anderen Patienten? Das Schlimmste ist, dass der Arzt selbst das Problem ebenfalls nicht erkennen kann, sondern den Schlaganfall für schicksalhaft halten wird. Der Arzt ist genauso Opfer einer falschen oder minderwertigen Fortbildung wie der Patient.

Die Ärzte, die vor zwanzig Jahren ihre Ausbildung in Deutschland abgeschlossen haben, können jedenfalls heute in fast keiner Behandlung oder Diagnose noch auf das Wissen von damals bauen. Wie viel sie vom neuesten Wissen beherrschen, wird in Deutschland von niemandem geprüft oder bewertet. Es liegt in der Verantwortlichkeit des einzelnen. Während in Krankenhäusern oder in Gemeinschaftspraxen ein überforderter Arzt sofort unter den Kollegen auffällt, kann er in der Einzelpraxis Jahrzehnte unentdeckt bleiben. Zwar wird es so manchen Kollegen geben, der sich beim Lesen der Arztbriefe des Risikoarztes seinen Teil denkt, aber es gibt keine Stelle, an die ein solcher Verdacht weitergeleitet werden kann, und niemals erfährt der Patient davon.

Als Reaktion auf die rasante Entwicklung des medizinischen Wissens haben die amerikanischen Ärzte selbst beschlossen, dass sie ihre Facharztanerkennung im Abstand von etwa fünf Jahren erneuern; es schien ihnen zu riskant, mit einer Prüfung zu praktizieren, die älter als fünf Jahre ist – die Hälfte des Fachwissens ist nach dieser Zeit veraltet.

In Deutschland weiß niemand genau, wie gut die Fachkenntnisse niedergelassener Ärzte tatsächlich sind. Es wurde bislang nicht untersucht. Doch es ist unwahrscheinlich, dass ihr Wissen in Deutschland weniger schnell veraltet als das ihrer amerikanischen Kollegen. Erstens arbeiten sehr viel mehr amerikanische Ärzte in Gemeinschaftspraxen, wo sie voneinander lernen. Zweitens gab es in den Vereinigten Staaten auch schon vor der Erneuerung der Facharztanerkennung wesentlich stärkere Auflagen für die Fortbildung. Und drittens sind viel mehr amerikanische Ärzte und Kliniken aktiv an der Forschung beteiligt, weil in den Vereinigten Staaten der größte Teil der medizinischen Forschung durchgeführt wird. Rund 50 Prozent aller klinischen

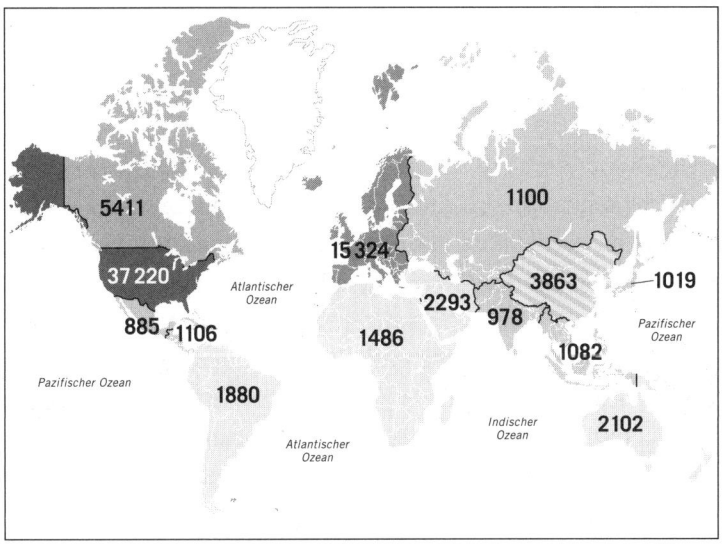

Anzahl der weltweit durchgeführten klinischen Studien[21]

Studien weltweit entstehen in den USA. Deutschland spielt in diesem Bereich kaum eine Rolle (siehe Abbildung).[22]

Da fast alle wissenschaftlich interessanten Studien in englischer Sprache veröffentlicht werden, bekommt der amerikanische Arzt diese Informationen zudem in der Muttersprache. Auf Zusammenfassungen wie *Journal Watch* wurde schon verwiesen. Und schließlich ist die bessere Fortbildung in den Vereinigten Staaten der sicherste Weg für die dortigen Ärzte, ihr Kunstfehlerrisiko zu senken, weil mangelnde Fachkenntnisse eine immense Gefahr mit sich bringen, verklagt zu werden. Daher investieren viele amerikanische Ärzte in Fortbildung als einer Art Haftpflichtversicherung. Wie groß die Probleme in Deutschland sind, lässt sich erahnen, wenn man hört, dass der ehemalige Präsident der Deutschen Krebsgesellschaft schätzt, in mehr als der Hälfte der Fälle werde Krebs hierzulande nicht so behandelt, wie es den wissenschaftlichen Empfehlungen entspricht.[23]

Die Krankheit der fehlenden Zusammenarbeit

Kein Gesundheitssystem der Welt trennt so streng die Aufgaben der Krankenhäuser von den Aufgaben der niedergelassenen Ärzte wie das deutsche. Unser Modell der medizinischen Versorgung geht auf die Zeit der Weimarer Republik zurück: Demnach ist für schwere Krankheiten das Krankenhaus zuständig, in dem der Patient für die Behandlung stationär aufgenommen wird, und für die leichten Fälle der niedergelassene Arzt in seiner Einzelpraxis. Verbunden werden die Systeme durch den Arztbrief, den der niedergelassene Arzt – in der Regel Wochen nach der Krankenhausbehandlung des Patienten – mit der Post erhält.

Seit der Einführung dieses Modells haben sich die medizinischen Bedürfnisse und Notwendigkeiten so sehr verändert, dass es unserer medizinischen Versorgung großen Schaden zufügt. Zum einen ist der wissenschaftliche Fortschritt so enorm, dass oft nur Ärzteteams die Erkenntnisse und Verfahren optimal umsetzen können – dass der Einzelarzt alle Aspekte seines Fachgebietes kennen und die nötigen Eingriffe selbst durchführen könnte, ist eine Illusion. Zu viel wird heute neu entdeckt, zu viel Erfahrung wird für einzelne Eingriffe verlangt, und zu teuer sind die modernen Geräte, als dass der Einzelkämpfer ökonomisch oder medizinisch ein Zukunftsmodell wäre. Der allein praktizierende, verschuldete Facharzt, der seine Geräte auslasten muss, dem niemand die Fortbildung dankt oder bezahlt, der mit keinem Kollegen die schwersten Fälle des Tages gemeinsam besprechen oder behandeln könnte, ist ein Auslaufmodell, auch wenn dies viele niedergelassene Fachärzte ungern hören. Natürlich gibt es Einzelne, die sich in dem System arrangiert haben und eine vorzügliche Arbeit leisten. Längst nicht jeder niedergelassene Arzt hat Schulden, manch einer bildet sich erstklassig fort, beherrscht sein Fach und ist in der Lage, auch ohne Teamarbeit gut zu behandeln. Trotzdem bleibt das System ineffizient. Eine Verbesserung dieser Situation, mit der auch die jetzt niedergelassenen Fachärzte gut leben könnten, wird ebenfalls in Kapitel 4 vorgeschlagen.

So wie sich für schwierige Fälle Anwaltsgroßkanzleien durchgesetzt haben und es für komplizierte Gebäude kaum noch Aufträge an allein arbeitende Architekten gibt, so wie die meisten neuen Anlagen durch große Ingenieurbüros und nicht durch Einzelingenieure gebaut werden, werden in Zukunft auch in der ambulanten Medizin die Vorteile der Zusammenarbeit und Aufteilung von Kosten und Zuständigkeiten das Ende der fachärztlichen Einzelpraxis einleiten. Schon heute werden die Banken immer restriktiver bei der Vergabe von Krediten für neue Einzelpraxen.

In den Vereinigten Staaten, allen skandinavischen Ländern, in den Niederlanden, Frankreich, Italien und Großbritannien hat man daher den Krankenhäusern auch die Möglichkeit gegeben, Patienten ambulant zu behandeln. Das hat den Vorteil, dass sich dort viele Spezialisten gleichzeitig um denselben Patienten kümmern können und dass alle teuren Geräte durch eine große Einrichtung bezahlt werden. In Deutschland ist die Behandlung wegen der strengen Trennung der ambulanten und der stationären Behandlung viel schlechter, als sie sein könnte. Ein niedergelassener Facharzt für Orthopädie kämpft mit dem Krankenhaus um denselben Patienten. Weil er nicht im Krankenhaus arbeiten darf, kann er das beschädigte Knie eines Patienten meist nicht selbst operieren. Rät er zur Operation, verliert er den Patienten ans Krankenhaus. So wird er möglicherweise versucht sein, so lange wie möglich Mittel zur Schmerz- und Entzündungsbekämpfung zu spritzen, obwohl er weiß, dass eine Operation besser wäre – spritzen darf er, operieren nicht.

Im Krankenhaus ist es umgekehrt: Wenn der Patient nicht operiert wird, verliert es den Patienten – denn dort darf zwar operiert, aber keine Therapie durchgeführt werden, bei welcher der Patient regelmäßig Spritzen bekommt. Daher richtet sich die Auswahl der Behandlung zu oft nach dem, was der Arzt abrechnen darf, und nicht nach dem, was für den Patienten am besten wäre. Hat der Orthopäde in eine teure Röntgenanlage investiert, wird er diese Geräte so oft wie möglich einsetzen, denn die monatliche Ratenzahlung fällt an. Der niedergelassene Röntgenarzt versucht ebenfalls, seine Geräte auszulasten, denn auch er ist am Anfang hoch verschuldet. Natürlich könnten für die betroffenen Patienten die üblicherweise nicht ausgelasteten Geräte der Kliniken eingesetzt werden, oder die Geräte der niedergelassenen Ärzte für die Klinik. Das aber lässt die strenge Trennung der Sektoren in aller Regel nicht zu, daher werden die Geräte und in vielen

Fällen sogar die Ärzte doppelt vorgehalten, als niedergelassene und als Krankenhausärzte; man bezeichnet dies allgemein als die doppelte Facharztschiene.

Deutschland gehört zu den wenigen Ländern mit einem solchen System. Es führt dazu, dass in einigen Bereichen tatsächlich Ärzte fehlen, obwohl es insgesamt 288000 Ärzte in Deutschland gibt[24] und Deutschland somit eine höhere Arztdichte als fast alle anderen Industrieländer hat.[25] Gleichzeitig werden in Deutschland wegen der hohen Dichte an Röntgengeräten und Röntgenärzten wesentlich mehr Röntgen- und Kernspinuntersuchungen durchgeführt als in vielen anderen Ländern.[26]

Es wird ein künstlicher Mangel erzeugt, für dessen Bewältigung die Standesvertreter nur eine einzige Lösung kennen: «Mehr Geld ins System».[27] Die Strukturen bleiben unangetastet, weil sowohl die Krankenhäuser als auch die niedergelassenen Ärzte Einkommensverluste befürchten. Es ist aber medizinisch unsinnig, Patienten nur deshalb stationär aufzunehmen, damit sie von Krankenhausteams behandelt werden können. Genauso unsinnig ist es, dass ein begnadeter orthopädischer Chirurg kein verletztes Knie mehr durch ein künstliches ersetzen darf, sobald er eine eigene Praxis eröffnet. Ein Herzchirurg im Krankenhaus, der sich auf das Auswechseln von Herzschrittmachern spezialisiert hat, könnte dies auch bei Kassenpatienten ambulant tun, aber er darf es nicht.

Die strikte Trennung der ambulanten und stationären Behandlung führt dazu, dass viele Patienten unnötigerweise ins Krankenhaus aufgenommen werden. Das gilt etwa für die meisten Krebspatienten, die eine Chemotherapie erhalten: Die besten Krebsspezialisten arbeiten im Krankenhaus, aber dort können sie nur Patienten behandeln, die stationär aufgenommen werden. So liegen die Patienten oft wochenlang im Krankenhaus, obwohl die Chemotherapie auch ambulant durchgeführt werden könnte.

Dazu wiederum ist nur der niedergelassene Arzt berechtigt. Der arbeitet jedoch in aller Regel allein und ohne Einbindung in ein Team von Spezialisten, und das bedeutet für viele Patienten eine moderne Form des russischen Roulettes: Gerade in der Krebsbehandlung kommt es auf die alltägliche Zusammenarbeit des Krebsarztes, des Chirurgen und anderer Mediziner an, zum Beispiel solcher mit Spezialkenntnissen in der Schmerzbehandlung. All dies findet man in der Regel in einer Spezialklinik. Daher muss der Patient sich entscheiden, ob er dem Einzelarzt vertraut, der – oft hoch verschuldet – mit den Herstellern der Chemotherapie eng zusammenarbeitet, oder sich von einem Spezialistenteam behandeln lässt, das die Entscheidung über die passende Chemotherapie völlig unabhängig von finanziellen Interessen trifft.

Wählt der Patient die letztere Alternative, muss er ohne Not im Krankenhaus liegen, damit der Fall mit den Krankenkassen abgerechnet werden kann. Dabei geht er zudem das nicht unerhebliche Risiko ein, sich eine Krankenhausinfektion zuzuziehen, die ihm bei der ambulanten Behandlung erspart geblieben wäre; nach Schätzungen des Robert Koch-Instituts treten pro Jahr in Deutschland 500 000 bis 800 000 Fälle nosokomialer, also im Krankenhaus erworbener Infektionen auf.[28]

Obwohl viele Behandlungen heute ambulant durchgeführt werden könnten, wehrt sich die Deutsche Krankenhausgesellschaft, der Lobbyverband und die offizielle politische Vertretung der Krankenhäuser in Deutschland, dagegen, weil schon jetzt 25 Prozent aller Krankenhausbetten leer stehen. Wahrscheinlich könnte man bei optimaler medizinischer Versorgung auf ein Drittel der Krankenhausbetten verzichten. Dann entspräche die Zahl der Krankenhausbetten etwa den Werten in den Niederlanden, Großbritannien oder den USA.

Die Kassenärztlichen Vereinigungen, die Lobbyisten und politischen Repräsentanten der niedergelassenen Ärzte, sind leider

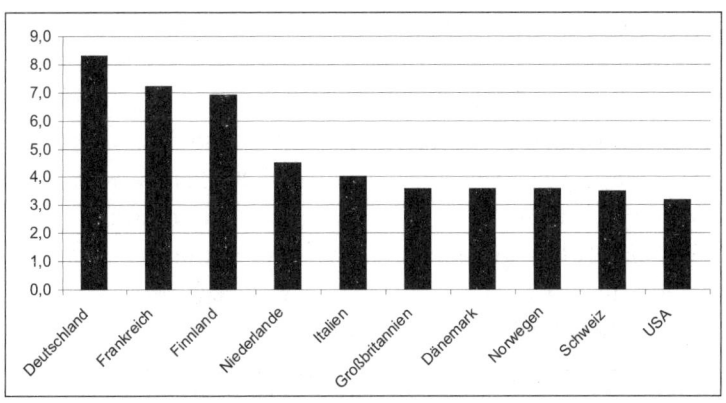

Krankenhausbetten pro 1000 Einwohner (2006)[29]

auch gegen den Ausbau der ambulanten Krebsbehandlung. Sie wären ihrerseits mit der ambulanten Therapie nur dann einverstanden, wenn die Krankenhausspezialisten einschließlich der hochqualifizierten Chefärzte gesetzlich Versicherte nicht auf diese Weise behandeln dürften. Die Kassenärztlichen Vereinigungen blockieren damit durch ihre Lobbyarbeit auf Länderebene erfolgreich die Umsetzung eines Gesetzes, welches die Große Koalition 2006 beschlossen hat – es soll den Krankenhausspezialisten erlauben, auch gesetzlich versicherte Krebspatienten ambulant zu behandeln. Selbst mit der Macht einer Großen Koalition ist es in diesem Fall der Politik nicht gelungen, die Lobby der Kassenärztlichen Vereinigungen abzuwehren, eine bemerkenswerte Erfahrung für jeden an der Reform beteiligten Gesundheitspolitiker. Was hier zu tun ist, beschreibe ich im letzten Kapitel.

Die Krankheit der Unterversorgung mit Hausärzten

Während wir in Deutschland zu viele Krankenhausbetten und Fachärzte haben, fehlt es zunehmend an Hausärzten. In Deutschland kommen fast zweieinhalbmal so viele Fachärzte auf 1000 Einwohner wie in den Niederlanden, wo die Lebenserwartung höher ist als bei uns. Auch haben wir zweieinhalbmal so viele Fachärzte wie Hausärzte. Im Vergleich zu den Vereinigten Staaten hat Deutschland viel mehr Fachärzte pro Hausarzt, das gilt auch im Vergleich zu Frankreich und Kanada.

10 500 Hausärzte sind 60 Jahre und älter.[30] Das sind 20 Prozent aller Hausärzte in Deutschland. Sie werden in den nächsten zehn Jahren auf jeden Fall ausscheiden. Schon jetzt gibt es in einigen ländlichen Regionen Deutschlands deutlich weniger Hausärzte, als nötig wären. Über Jahrzehnte wurden Hausärzte in Deutschland schlechter bezahlt als Fachärzte, und nach wie vor liegen sie in der Einkommensstatistik ganz unten, zusammen mit den Kinderärzten und den Nervenärzten. So verdienen Röntgenärzte

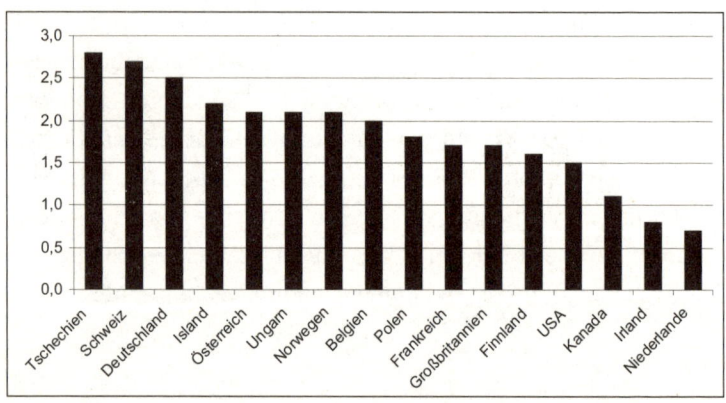

Fachärzte pro 1000 Einwohner (2006)[31]

nach Abzug der Praxiskosten im Durchschnitt fast das Doppelte von Hausärzten. Für die Gesundheitsversorgung der gesamten Bevölkerung sind aber die Hausärzte die wichtigste Arztgruppe überhaupt. Die weitaus meisten chronischen Erkrankungen können heute bei früher und guter Behandlung vermieden oder in ihrem Verlauf günstig beeinflusst werden. Der größte Teil der Vorbeugemedizin, der in Deutschland sträflich vernachlässigt wird, müsste durch die Hausärzte angeboten werden. Wir brauchen mehr Hausärzte, müssen diese besser verteilen, besser fortbilden und besser bezahlen. Es ist unsinnig, dass im Raum Köln 50 Kliniken und Praxen Eingriffe in das Kniegelenk durchführen können – Eingriffe, von denen man weiß, dass ein großer Teil medizinisch mehr schadet als nützt –, wenn bereits im Bergischen Land die Hausärzte fehlen und die Menschen dort keine gute und regelmäßige Versorgung ihres hohen Blutdrucks erwarten können, obwohl dadurch Schlaganfälle zu vermeiden wären. So werden in Deutschland jedes Jahr rund 70 000 Glättungen des Knorpels

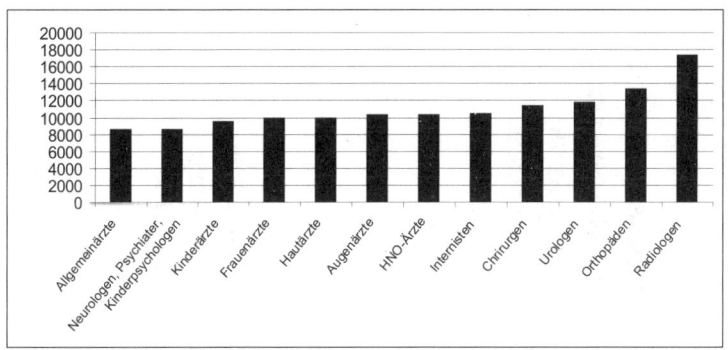

Durchschnittliche monatliche Bruttoeinkünfte (Reinertrag: Einnahmen minus Aufwand vor Steuern) je Praxisinhaber in Euro (Einzelpraxis)[32]

am Knie (auch «Gelenktoilette» genannt) vorgenommen und dabei Behandlungskosten von 150 Millionen Euro abgerechnet.[33] (In einer berühmten Studie haben J. Bruce Moseley und Kollegen untersucht, ob es operierten Patienten nach zwei Jahren überhaupt bessergeht als solchen, bei denen nur eine Scheinoperation vorgenommen wurde. Wie sich herausstellte, hatten die operierten Patienten weder weniger Schmerzen, noch war bei ihnen die Funktionsfähigkeit des Gelenks besser.[34]) Gleichzeitig wurden in Deutschland im Jahr 2003 pro 100 000 Einwohner 345 schlaganfallbedingte Krankenhausbehandlungen vorgenommen, in den USA lediglich 210 und in Australien 203.[35] Zu wenige Hausärzte bedeuten: zu viele vermeidbare Schlaganfälle. Zu viele Orthopäden bedeuten: zu viele nutzlose Knorpelglättungen.

Während wegen der hohen Zahl der Fachärzte für Herzkrankheiten mehr als doppelt so viele Herzkatheter-Untersuchungen in Deutschland gemacht werden wie im europäischen Durchschnitt (auch hier ohne medizinische Begründung dieser Besonderheit), fehlt es an Hausärzten, die den Patienten helfen, das Rauchen aufzugeben. Wenn ein Facharzt für Herzkrankheiten einen Herzkatheter legt und dafür 30 Minuten arbeitet, beträgt sein Honorar etwa 800 Euro. Ein Hausarzt, der sich mit einem Patienten ebenfalls 30 Minuten über die Schäden des Rauchens unterhält und ihn überzeugt, ein professionelles Entwöhnungsprogramm aufzusuchen, erhält dafür nicht mal zwingend mehr Geld. Vielmehr ist die Gesprächsleistung bereits in der Versichertenpauschale abgegolten, die der Arzt pro Quartal erhält.

Weshalb sind die Hausärzte in Deutschland so schwach vertreten im Gegensatz zu den Fachärzten? Der wichtigste Grund liegt darin, dass in den Kassenärztlichen Vereinigungen die Hausärzte für lange Zeit deutlich weniger Einfluss gehabt haben als die Fachärzte. Die Politik hat in den letzten zehn Jahren versucht, dieser Fehlverteilung zu begegnen, indem die Hausärzte auch in den Kassenärztlichen Vereinigungen gestärkt worden sind und ihnen ein größerer Teil des Gesamthonorars zugesprochen wurde. Dennoch sind sie als Gruppe nach wie vor klar im Nachteil. Dies gilt besonders für Hausärzte, die in Großstädten mit vielen Problempatienten und in ländlichen Gebieten arbeiten, in denen eine deutliche Unterversorgung herrscht. Hier sind die Wochenarbeitszeiten der Ärzte so lang, dass das Einkommen, insbesondere wenn keine Privatpatienten behandelt werden, nicht mehr in angemessenem Verhältnis zu der erbrachten Leistung steht. Aus diesem Grund wird es immer schwerer, für solche Praxen überhaupt einen Nachfolger zu finden. Die Politik musste das maximale Arbeitsalter für niedergelassene Ärzte bis zum achtundsechzigsten Lebensjahr verlängern, um dem Mangel begegnen zu können.

Die Krankheit der fehlenden Vorbeugung

Das wichtigste Hindernis für eine bessere ärztliche Versorgung in Deutschland wird schon im Medizinstudium aufgebaut. Obwohl es mittlerweile wissenschaftlich gesichert ist, dass mehr als 80 Prozent aller Krankheitsfälle durch eine bessere Vorbeugung vermieden, aufgeschoben oder gelindert werden könnten, spielt die Wissenschaft von der Vorbeugung von Krankheiten im deutschen Medizinstudium und auch in der Facharzt- und Allgemeinarztweiterbildung eine völlig unangemessene Nebenrolle. So ist von den über vierzig Kursen eines durchschnittlichen Medizinstudenten nur ein einziger explizit der Vorbeugung gewidmet.[36]

Wie vor mehr als einhundert Jahren lernt der Student in den ersten Studienjahren die Details der organischen und anorganischen Chemie, die für seine spätere Arbeit in der Regel keine Rolle spielen werden, es sei denn, er geht in die Forschung. Praktiziert er später als klinischer Arzt, wird er jeden Tag, ja jede Stunde mit Krankheiten konfrontiert, deren Entstehung oder deren Fortschreiten hätte vermieden werden können – wie, darüber hat er wenig gehört.

Als Medizinstudent wurde ich erst in den Vereinigten Staaten darauf aufmerksam, dass die meisten unserer Operationen überflüssig waren. Ich arbeitete damals in der Herzchirurgie einer großen amerikanischen Universitätsklinik in San Antonio, Texas. Zu jener Zeit führte die Universität eine Studie zur Vermeidung der Krankheiten durch, die wir operierten («San Antonio Heart Study»). Nach dem ersten Monat im OP musste ich feststellen, dass die Hälfte der Eingriffe, die ich gesehen hatte, durch eine bessere Vorbeugung hätte verhindert werden können. Deshalb entschloss ich mich, in diesem Bereich zu forschen. Da es noch keinen Lehrstuhl für Vorbeugemedizin in Deutschland gab, schrieb ich mich an der *Harvard School of Public Health* ein, wo ich noch heute als Adjunct-Professor unterrichte. Ich beobachte daher regelmäßig die Unterschiede zwischen den Studenten und Ärzten im Bereich der Vorbeugemedizin in Köln und in Boston – sie werden leider immer größer.

Damals hätte ich es nie für möglich gehalten, dass zwanzig Jahre später nur rund ein Dutzend der deutschen medizinischen Fakultäten entsprechende Lehrstühle für den wichtigsten wissenschaftlichen Bereich der Gesundheitsversorgung der Bevölkerung eingerichtet haben würden. Für Betriebswirtschaft existiert an nahezu jeder Universität und Fachhochschule mindestens ein Lehrstuhl.

In keinem Bereich der Medizin hat es in den letzten zwanzig Jahren größere Fortschritte gegeben als in der Vorbeugemedizin, und Deutschland hat weder einen nennenswerten Beitrag dazu geleistet, noch ist es hier gelungen, den Ärzten oder der Bevölkerung wenigstens die wichtigsten Erkenntnisse zu vermitteln. Die international bekannten und wissenschaftlich ernst genommenen Epidemiologen in Deutschland lassen sich an einer Hand abzählen. Ob die Rolle der Ernährung zur Vermeidung von Herzkrankheiten, der Zusammenhang zwischen Hormonersatztherapie und Brustkrebsrisiko, die Bedeutung der Bewegung zur Vermeidung von Darmkrebs oder Ähnliches – zu kaum einer wichtigen Frage der Krankheitsvorbeugung wurden in Deutschland größere und international beachtete Studien durchgeführt.

Wir verharren in der Vorbeugemedizin auf einem sehr niedrigen Niveau, während das Fach weltweit eine geradezu unglaubliche Blüte erlebt hat. Die Forschung zur Vorbeugemedizin kommt zum größten Teil aus den Vereinigten Staaten, Kanada, den skandinavischen Ländern, Großbritannien (insbesondere Herz-Kreislauf-Erkrankungen), Frankreich (Krebserkrankungen), Italien und der Schweiz. In der Grundlagenforschung zur Vermeidung von Herzkrankheiten und von Krebs spielt China eine zunehmend wichtige Rolle. Ein kleiner Teil dieser Erkenntnisse findet mittlerweile seinen Weg in die Öffentlichkeit, zum Beispiel auf der Wissensseite der *Süddeutschen Zeitung* oder in Fernsehbeiträgen. *Focus* und *Spiegel* berichten für ein interessiertes Publikum. Aber es ist grotesk, dass deutsche Ärzte in diesem Wissensbereich in der Regel keine Ausbildung und keine besonderen Kenntnisse besitzen und daher oft nicht mehr wissen, als sie selbst in der Tageszeitung gelesen haben. Es fehlen auch die Fachleute unter den Ärzten, die bei Falschmeldungen oder scheinbar widersprüchlichen Forschungsergebnissen die Öffentlichkeit aufklären könnten, was tatsächlich Sache ist.

Bereits 1989 war Professor Walter Willett, bei dem ich damals studierte, in fast jedem amerikanischen Fernsehhaushalt bekannt. Er erforschte zum Beispiel in einer Studie mit mehr als 200 000 Krankenschwestern die Bedeutung von Margarine und Pflanzenfetten für die Entstehung von Brustkrebs. Auf seine Arbeit geht die Erkenntnis zurück, dass weitverbreitete Pflanzenfette, die in Deutschland noch heute massenhaft in Restaurants eingesetzt werden, das Herz stärker schädigen als Butter. Während dies in Deutschland kaum jemanden zu kümmern scheint, wurde in New York mittlerweile der Einsatz dieser Fette in allen Restaurants verboten. Willett ist der in Fachkreisen am zweitmeisten zitierte Arzt weltweit.[37] Er hat mehr Einfluss auf die Gesundheit der Amerikaner gehabt als jeder andere Wissenschaftler. Auf seine Arbeiten soll im nächsten Kapitel noch verwiesen werden.

Bis heute gibt es keinen einzigen Vorbeugemediziner in Deutschland, der einer breiteren Öffentlichkeit bekannt wäre und auf dessen Urteil man sich verlassen könnte, wenn man mit neuen Nachrichten über den Einfluss von Nahrungsmitteln oder Chemikalien auf die Gesundheit konfrontiert wird. Mit Ausnahme des Nobelpreisträgers Harald zur Hausen, der zu den Pionieren der Vorbeugemedizin in Deutschland und in Europa gehört und der inzwischen pensioniert ist, gibt es hier niemanden vom Format eines Walter Willett.

Auch die skandinavischen Länder, Italien, Griechenland, die Niederlande und Frankreich haben stark in die Vorbeugemedizin investiert. In Finnland und in Schweden werden diese Erkenntnisse mittlerweile gezielt umgesetzt. So gelang es den Finnen durch eine gemeinsame Aktion von Staat, Ärzten, Gewerkschaften und Arbeitgebern, die Zahl der Herzinfarkte um mehr als die Hälfte zu reduzieren. In Deutschland treten wir bei der Prävention von Herzinfarkten weiter auf der Stelle. Ein seit sechs Jahren geplantes Präventionsgesetz, mittlerweile zermahlen im Streit innerhalb der Großen Koalition und zwischen Bund und Ländern, erschien zum Schluss fachlich so ungenügend, dass selbst die Verschiebung in die nächste Wahlperiode keine schlechte Nachricht mehr war.

In der Vorbeugemedizin fehlt es in Deutschland schlicht an

allem. Die meisten der Forscher, die Ende der achtziger Jahre wie ich diesen Bereich im Ausland intensiv kennenlernten, sind nicht nach Deutschland zurückgekehrt. Die wenigen Vorbeugeforscher, die es in Deutschland gab, haben sich bis auf seltene Ausnahmen, unter ihnen der Essener Herzspezialist Professor Erbel oder die Professoren Günther Assmann und Ulrich Keil aus Münster sowie Stefan Willich aus Berlin, keinen internationalen Ruf erworben. Bekannt wurden andere Forscher in diesem Bereich nur deshalb, weil sie ausgerechnet von der Tabakindustrie Geld genommen hatten, etwa der Vorbeugemediziner Jürgen von Troschke, Leiter der Abteilung für Medizinische Soziologie der Universität Freiburg. Deutsche Forscher waren berüchtigt für ihre Verharmlosung der Gefahren des Passivrauchens, und die Zigarettenindustrie traf nirgendwo auf willigere Knechte mit Professorentitel als in Deutschland.

Zusammenfassend lässt sich sagen, dass man sich als Patient oder als Bürger vor vielen Krankheiten nur dann schützen kann, wenn man zufällig über die Zeitung, das Fernsehen oder von einem der wenigen Fachleute informiert wurde oder es ein entsprechendes Angebot gab, von dem man profitieren konnte.

Zudem ist ein großer Teil der öffentlich zugänglichen Informationen über Vorbeugung schlicht falsch oder zu stark vereinfacht.

Dabei kann gerade hier jeder etwas für seine Gesundheit tun.

2. PRÄVENTION STATT BEHANDLUNG: GESUND BLEIBEN IM KRANKEN SYSTEM

In den letzten Jahren ist es in Mode gekommen, die Prävention kritisch zu bewerten. Dazu tragen solche in der Öffentlichkeit vieldiskutierten Argumente bei wie: «Früherkennung von Krankheiten verlängert oft nur die Zeit mit der Krankheit, nicht aber die Lebenserwartung», oder: «Vitamine schützen nicht vor Herzkrankheiten und verursachen Krebs», oder: «Leichtes Übergewicht bringt die beste Lebenserwartung.»

In all diesen Argumenten steckt ein Körnchen Wahrheit, und sie werden gern gehört. Denn wer aus Zeitgründen oder aus mangelnder Motivation – womöglich seit Jahrzehnten – auf Vorbeugung verzichtet hat, wäre sicher erleichtert zu erfahren, dass er keinen Fehler gemacht und davon keinen Nachteil zu befürchten hätte. Leider täuscht er sich. Die Unterschiede in der Lebenserwartung und der Lebensqualität von Menschen lassen sich viel stärker durch Prävention als durch die Behandlung von Krankheiten beeinflussen. So hat sich die Lebenserwartung derer, die an Krebs erkranken, in den letzten zwanzig Jahren kaum verbessert. Auch heute noch sterben 93 Prozent der an Lungenkrebs Erkrankten in den ersten fünf Jahren nach der Diagnose.[1] Man kann sagen, dass die Krebsbehandlung wahrscheinlich nur unter optimalen Bedingungen für den Patienten überhaupt einen großen Nutzen hat und sonst in vielen Fällen mehr schadet als hilft. Dies gilt besonders für weit fortgeschrittene Erkrankungen, bei

45

denen es nach wie vor kaum Heilung gibt und die Behandlung selbst oft die Lebensqualität der Patienten massiv verschlechtert. Auch bei den Herz-und-Kreislauf-Erkrankungen ist nachgewiesen, dass bis zu 70 Prozent der Verbesserung der Sterblichkeit auf die Vorbeugung zurückzuführen sind. Dazu gehört insbesondere die sogenannte Sekundärprävention, das heißt: Wenn eine Krankheit bereits eingetreten ist, wird so behandelt, dass ihr weiteres Fortschreiten, ein Rückfall oder andere Komplikationen vermieden werden. Dies ist der erfolgreichste Ansatz bei der Behandlung von Herz-und-Kreislauf-Erkrankungen.

Zählt man die Sekundärvorbeugung mit zur Vorbeugung, sind auch bei den Herz-und-Kreislauf-Erkrankungen die meisten Fortschritte in der Vorbeugung und nicht bei der Behandlung erzielt worden. Immer wieder hört man von der besseren Herzinfarktbehandlung durch Katheter, Stents, Bypassoperationen, Kernspintomographien und vieles andere mehr. Die nüchterne Wahrheit ist, dass nach wie vor jeder Dritte, der einen Herzinfarkt erleidet, einen Monat später tot ist. Nach einem Schlaganfall versterben fast 20 Prozent der Patienten innerhalb der ersten vier Wochen.[2] Auch die meisten Patienten, die einen schweren Schlaganfall überleben, werden danach für den Rest ihres Lebens behindert sein. Der Grad der Behinderung hängt fast nur davon ab, ob sie in der Vergangenheit einem Bluthochdruck vorbeugen konnten (primäre Prävention) beziehungsweise ob ein erhöhter Blutdruck gut behandelt wurde (sekundäre Prävention). Verglichen damit spielt die Behandlung des Schlaganfalls so gut wie keine Rolle. Zwar ist es richtig, dass der eine oder andere durch schnelle und fachkundige Versorgung in einer *Stroke Unit*, einer speziellen Notfalleinrichtung, den Schlaganfall mit etwas weniger Behinderung überlebt als ohne sie, die Unterschiede aber sind nicht groß.[3]

Wer einen Schlaganfall überlebt, bei dem steigt außerdem die

Wahrscheinlichkeit extrem an, dass er in den darauffolgenden Jahren eine Depression entwickelt (33 Prozent), einen Herzinfarkt (circa 15 Prozent) oder einen weiteren Schlaganfall erleidet und impotent sein wird (48 Prozent).[4] Bei der Behandlung geht es also in der Regel darum, die Auswirkungen einer medizinischen Katastrophe abzumildern, die sich nicht mehr rückgängig machen lässt. Entscheidend ist daher für die Gesellschaft und für den einzelnen Patienten, ihren Ausbruch zu verhindern, und das ist nur durch Vorbeugung möglich. Würde zum Beispiel in Deutschland ähnlich viel für die Reduktion des Bluthochdrucks getan wie in den USA, dann wären bei uns schätzungsweise bis zu 20 000 Schlaganfälle weniger pro Jahr zu beklagen als heute.[5] Während in Deutschland aber 230 Milliarden Euro für die Behandlung von Krankheiten ausgegeben werden, sind es für die Vorbeugung nur etwa 9 Milliarden.[6]

Nur durch bessere Prävention könnte die Gesundheit von ganzen Bevölkerungsschichten erheblich verbessert werden. Die Fehlverteilung der finanziellen Mittel in der Medizin in Deutschland ist vergleichbar mit der unsinnigen Ausgabenverteilung im Bildungssektor: Auch dort wird über den Erfolg des Einzelnen in den ersten Lebensjahren entschieden. Mit einer Frühförderung durch Kindertagesstätten, Vorschulen und gute Grundschulen könnte man die Kinder gegen Lernversagen effizient schützen und ihre Lernfähigkeit besonders gut fördern. Doch stattdessen konzentrieren wir die Mittel auf das Gymnasium und die Hochschule und verspielen damit den Bildungserfolg von Millionen Menschen, zum Schaden der ganzen Volkswirtschaft und vor allem der einkommensschwachen Schichten. Für diejenigen, die im Bildungssystem nicht früh gefördert worden sind, geben wir später ein Vermögen aus, weil wir sie als Arbeitslose, als Sozialhilfeempfänger, als Unqualifizierte und als Krankheitsgefährdete fortwährend unterstützen müssen. Wäre ein Minimum dieser Mittel in ihre Frühförderung geflossen, wären sie in der zunehmend rauen Wirtschaftswelt, die durch permanenten Druck auf Geringqualifizierte geprägt ist, besser zurechtgekommen.

Im Gesundheitssystem begehen wir genau denselben Fehler. In die Lebensphase, in der sich etwa Bluthochdruck noch durch Vorbeugung verhindern ließe, wird so gut wie nichts investiert. Die jungen Menschen werden zu dick, essen zu viel Salz und bewegen sich zu wenig. Daher werden ihre Gefäße und Nieren auf hohe Blutdruckwerte «programmiert». Ist der Blutdruck erst einmal leicht gestiegen, werden dadurch Nieren und Gefäße geschädigt, was wiederum den Blutdruck weiter steigen lässt – ein Teufelskreis. Wir haben in Deutschland zusammen mit Japan die weltweit höchsten Blutdruckwerte. Gleichzeitig sind wir Europameister in der Versorgung von Schlaganfällen durch teure Medikamente und Spezialkliniken. Das sind Ausgaben und Schicksale, die zu einem großen Teil vermeidbar wären. Im letzten Kapitel dieses Buches soll über dringend notwendige Reformen im Gesundheitssystem gesprochen werden, mit denen diese Probleme zu lösen wären. In diesem Kapitel geht es darum, wie man selber die wichtigsten Krankheiten verhindern oder hinauszögern kann.

Dabei gilt es zunächst, einige Missverständnisse auszuräumen. Ich beschäftige mich seit mehr als zwanzig Jahren mit der Prävention von chronischen Erkrankungen, und wie Studien immer wieder zeigen, ist ein vollständiger Schutz vor keiner einzigen chronischen Krankheit möglich. Selbst bei bester Prävention wird es zum Beispiel immer Herzinfarkte geben. Umgekehrt wissen wir, dass die Wahrscheinlichkeit, Bluthochdruck zu entwickeln, steigt, wenn man viel Kochsalz, wenig Magnesium, wenig Kalium und wenig Vitamin D zu sich nimmt,[7] und doch gibt es Menschen, die all dies tun und deren Blutdruck trotzdem optimal bleibt. Woran das liegt und wer genau zu den schätzungsweise 20 Prozent der Bevölkerung gehört, bei denen das der Fall ist, weiß man nicht. Die folgenden Ratschläge sollen daher nur auf die Maßnahmen abheben, die relativ sicher einen positiven Effekt und wenige oder gar keine Nebenwirkungen haben, für die meisten von uns relevant sind und keine übermenschlichen Anstrengungen erfordern. Es geht nicht darum, ein umfassendes Handbuch für Vorbeugemedizin vorzulegen. Vielmehr möchte ich ein paar der einfachsten und wirkungsvollsten Methoden beschreiben, mit denen man sich und seine Familie schützen kann – in einem Umfeld, in dem man täglich von neuen Vorbeugemaßnahmen hört und liest und zum Teil den Wald vor lauter Bäumen nicht mehr sieht. Es geht dabei um die Änderungen des Lebensstils, die am besten untersucht wurden, die das meiste für den Einzelnen bringen und leicht umsetzbar sind.

Oft wird mir bei Vorträgen über Vorbeugung entgegengehalten, es sei sinnlos, sich vor einem Herzinfarkt zu schützen, weil man im Falle des Erfolgs statt an einem Herzinfarkt an Demenz sterbe. Besser am Herzinfarkt zu sterben als an Altersschwachsinn, so eine Variante des Arguments, Vorbeugung sei zwecklos. Aber die suggerierte Alternative ist gar keine: Wer einen Herzinfarkt überlebt – und das sind zwei von drei Patienten –, bei dem steigt sogar das Risiko, an Demenz zu erkranken. Viele Vorbeugemaßnahmen wirken gleich mehreren Krankheiten entgegen und verbessern den Gesundheitszustand ganz allgemein. Umgekehrt wird derjenige, der an einer Krankheit leidet, gegen die er sich hätte schützen können, mit viel größerer Wahrscheinlichkeit auch andere bekommen. Daher ist die erste schwere chronische Erkrankung eines Menschen oft der Anfang vom Ende, denn es erhöht sich für ihn die Wahrscheinlichkeit drastisch, dass weitere folgen werden. Wer etwa eine Zuckerkrankheit entwickelt, wird auch mit größerer Wahrscheinlichkeit an Bluthochdruck, Arterienverkalkung, Schlaganfällen, Herzinfarkten und sogar Demenz erkranken.

Über Vorbeugung hat fast jeder eine Meinung, doch sie beruht oft auf Unwissen oder Halbwissen oder Wunschdenken. Am lautesten warnen dabei meiner Erfahrung nach diejenigen vor «Präventionswahn», die selbst am meisten auf ihre Gesundheit achten. Als bei der letzten Gesundheitsreform Anreize für eine bessere Vorbeugung von Herzinfarkten geschaffen werden sollten, hat sich ausgerechnet jener Krankenkassenchef am stärksten dagegen gewehrt, der sich fast täglich mit Nordic-Walking-Stöcken durch den Hamburger Wald quält und kein Gramm Fett zu viel hat. Nach Talkshows, in denen ich als Gesundheitsfanatiker angegriffen wurde, bin in der Regel ich es, der noch den meisten Wein trinkt; der präventionskritische Kollege geht nach einem halben Gläschen Cabernet früh zu Bett.

Ein viel gehörter Präventionswarner glaubt, bei der Vorbeugung handle es sich um eine Art Ersatzreligion.[8] Er will zur echten Gläubigkeit zurück. Mir kommt es zynisch vor, dafür schwere und vermeidbare Krankheiten in Kauf zu nehmen; sicher scheint mir, dass wir auf einen Gott verzichten könnten, der auf solche Erziehungsmaßnahmen («Über Krankheit zum Glauben») angewiesen wäre. Wer Vorbeugung als überflüssig abtut, sollte das für sich selbst entscheiden, statt andere davor zu warnen und sie gar in falscher Sicherheit zu wiegen. Denn für breite Bevölkerungsgruppen bedeutet der Verzicht auf Vorbeugung nichts anderes, als mit hohem Tempo ins offene Messer zu laufen.

Die meisten schweren Krankheiten schließen einander nicht aus, sondern bedingen sich gegenseitig. Und die meisten Vorbeugemaßnahmen verhindern mehrere Krankheiten zugleich. Außerdem sind sie keine große Last, sondern machen sogar Spaß, wenn man sie nicht fanatisch in den Mittelpunkt seines Lebens stellt – warum sollte man also auf einfache Vorbeugemaßnahmen verzichten und sich unnötigen Gefahren aussetzen?

Der Mensch ist so alt wie seine Gefäße

Der amerikanische Herzchirurg Michael Ellis DeBakey hat den Satz geprägt, der Mensch sei so alt wie seine Gefäße. Damit hatte der Erfinder der Bypass-Chirurgie, der im Juli 2008 – kurz vor seinem hundertsten Geburtstag – starb, sicherlich recht, denn für die meisten von uns ist das biologische Alter tatsächlich durch den relativen Zustand unserer Gefäße bestimmt. Von ihrer Qualität hängt es ab, wie alt wir werden. Kein anderes unserer Organe ist ähnlich groß und bedeutsam. Wenn man die Gefäße eines einzigen Menschen ausbreiten würde, könnte man damit ein Fußballfeld bedecken. Unser gesamter Körper wird durch ein unendliches Labyrinth von kleinen Gefäßen mit Blut und Nährstoffen versorgt. Ist ihre Funktion beeinträchtigt, wird die Haut faltig, das Herz schwach, das Gehirn langsam und der Sex ohne Medikamente für den Mann unmöglich.

Es gibt kaum eine Erkrankung, die nicht durch schlechte Gefäße verursacht oder verschlimmert wird. Die wichtigste Ausnahme sind vielleicht die Krebserkrankungen, weil ein wachsender Tumor mit seinen Tochtertumoren selbst neue Gefäße braucht, um sich zu ernähren. Daher ist es tragisch, dass einige der Maßnahmen, die die Gefäße schützen, auch den eventuell vorhandenen und noch unentdeckten Tumoren zugutekommen, während viele Krebstherapien den eigenen Gefäßen schaden. Dieses Dilemma stellt sich aber erst, wenn bereits ein Krebs entstanden ist, und die meisten Maßnahmen zum Schutz der Gefäße reduzieren gleichzeitig das Risiko, dass dies geschieht.

Wer dennoch an Krebs erkrankt, profitiert ebenfalls von Vorbeugemaßnahmen in der Vergangenheit, denn nur wer seine Gefäße geschont hat, kann es sich leisten, bei der Krebsbehandlung Opfer zu bringen.

Der wichtigste einzelne Risikofaktor für die Gefäße ist natürlich das Rauchen. Da dies weitgehend bekannt ist, sollen hier nur ein paar interessante Einzelpunkte erwähnt werden. So ist der Schaden durch das Rauchen wesentlich stärker, als früher angenommen, vom Rauchen selbst abhängig, weniger von der Menge der Zigaretten, die man täglich konsumiert. Viele «Sozialraucher», die sich pro Tag ein, zwei Zigaretten schnorren, wähnen sich in Sicherheit. Sie glauben, ihrer Gesundheit kaum zu schaden, da zwanzig Zigaretten am Tag doch sicher einen zwanzigmal größeren Schaden anrichten würden als eine.

Wir wissen heute, dass das nicht stimmt: Schon eine einzige Zigarette schaltet den Reparaturmechanismus der Gefäße einen ganzen Tag lang aus.[9] Man kann sich die kleinen Gefäße vorstellen wie Wege, die ständig beschädigt und gleich wieder ausgebessert werden; wenn man mit der Reparatur zu lange wartet, werden die Risse und Schlaglöcher so groß, dass sie durch kleinere Maßnahmen nicht mehr zu beheben sind. So ist es auch in unserem Körper: Das sogenannte Endothel – das ist die Innenauskleidung der kleinen Gefäße, aus denen unser Gefäßsystem zum allergrößten Teil besteht – wird jeden Tag beschädigt und jeden Tag wieder ausgebessert. Findet diese Reparatur nicht statt, wird ein Verfallsprozess in Gang gesetzt, der nicht mehr rückgängig zu machen ist: Die Arterien beginnen unwiderruflich zu «verkalken». Dafür muss man nicht zwanzig Zigaretten am Tag rauchen – eine reicht. Wenn man zwanzig Zigaretten am Tag raucht, ist der Schaden natürlich noch viel größer. Denn dann entstehen zusätzlich massenhaft sogenannte freie Radikale im Körper, eine Art Rostbeschleuniger, der die Gefäße direkt angreift. Aber der

Hauptschaden ist bereits dadurch entstanden, dass mit der ersten Zigarette der Reparaturmechanismus abgeschaltet wurde. Besonders tückisch ist dabei, dass der Passivrauch denselben Effekt auf diesen Mechanismus hat wie die selbstgerauchte Zigarette.[10] Die meisten Menschen ahnen nicht, dass der Kollege, der am Arbeitsplatz oder im Restaurant eine Zigarette raucht, bei einem selbst gerade den Reparaturmechanismus der Gefäße für einen Tag deaktiviert. Wenn der Bequalmte das wüsste und der Raucher täte es trotzdem, würde man von Körperverletzung sprechen. Das ist es eigentlich auch, aber in der Regel weiß der Raucher nicht, was er dem anderen antut, und der Bequalmte hat keine Ahnung, was mit ihm geschieht. Damit das so bleibt, vernebelt die Zigarettenindustrie systematisch – auch mit Hilfe gekaufter Wissenschaftler – die Gefahren des Passivrauchens.

Wie gravierend sie sind, kann man an den deutlich zurückgegangenen Herzinfarktquoten dort sehen, wo das Passivrauchen durch konsequente Rauchverbote eingedämmt werden konnte. Das Deutsche Krebsforschungszentrum hat ermittelt, dass allein an den Folgen des Passivrauchens in Deutschland pro Jahr über 3300 Nichtraucher sterben.[11] Studien haben zudem gezeigt, dass nach bereits 30 Minuten der Zigarettenqualm bei Nichtrauchern Veränderungen der Gefäße bewirkt, die denjenigen bei Rauchern entsprechen.[12] Ein Bericht des Deutschen Krebsforschungszentrums zitiert zudem zusammenfassende Übersichtsstudien, die übereinstimmend zu dem Ergebnis kommen, dass ein Nichtraucher, welcher dem Passivrauch ausgesetzt ist, gegenüber dem nicht exponierten Nichtraucher ein um 25 Prozent erhöhtes Risiko hat, deshalb eine koronare Herzerkrankung zu erleiden.[13] Erschreckenderweise raucht zudem jede fünfte Schwangere während der gesamten Schwangerschaft. Rauchen ist verantwortlich für 15 Prozent aller Frühgeburten, 20 bis 30 Prozent aller Geburten mit zu geringem Gewicht und erhöht die Sterblichkeit des Kindes nach der Geburt um 150 Prozent.[14]

Es ist grotesk, dass wir einen enormen Aufwand treiben, um kleinste Schadstoffkonzentrationen in der Luft zu reduzieren und minimale Lärmschutzverbesserungen zu erreichen, während es vor dem giftigsten Stoff am Arbeitsplatz, dem Zigarettenrauch, keinen wirksamen Schutz gibt. So machte sich eine rauchende Genossin unlängst Sorgen um den Feinstaub des Laserdruckers im Parteibüro. Wenn ich zwischen einem unbeheizten und einem verqualmten Büro wählen müsste, würde ich mich für das unbeheizte entscheiden. Natürlich stellt sich für die meisten Vorgesetzten und Arbeitgeber diese Frage nicht, weil sie einen Raucher schon in der Vergangenheit, wenn sie nicht selbst rauchten, einfach aufgefordert haben, in ihrer Gegenwart keine Zigarette anzuzünden. Aber für denjenigen, der am Arbeitsplatz nicht der Vorgesetzte ist, wäre eine Schutzvorschrift ein Segen. Wer vom Tabakrauch eines anderen nicht belästigt werden will, wehrt sich in Wahrheit gegen eine Körperverletzung; er ist nicht hysterisch oder intolerant, wie es uns die Tabakindustrie gern einreden möchte. Kein Argument der Tabakindustrie ist gleichzeitig perfider und gefährlicher als der Hinweis, Passivrauchen sei ein Zeichen von Toleranz.

Es ist absurd, dass jedes Jahr mehr Geld ausgegeben wird, um die Alterung der Haut zu bekämpfen, während gleichzeitig die Zahl der rauchenden Frauen ständig steigt. Die Schadstoffe im Tabak greifen systematisch das Gewebe an, das der Haut die Spannkraft gibt. Ist es einmal zerstört, kann man es selbst durch das Antifaltenmittel Botox nicht mehr aufbauen. Die Haut wird dann faltig und dünn. Da bei Frauen aus genetischen Gründen die Haut viel schneller altert als bei Männern, machen sich bei ihnen auch die Folgen des Rauchens viel schneller bemerkbar, und zwar am ganzen Körper. Noch so teure Cremes können dann nichts mehr ausrichten, und der Passivrauch einer einzigen Zigarette schadet mehr, als man pro Tag auftragen kann. Die Amerikaner spitzen dies wie folgt zu: Der rauchende Mann bekommt ein *pokerface*, die rauchende Frau ein *smokerface*.

In den USA wurde dieser Zusammenhang bereits vor zehn Jahren über gezielte und in Deutschland noch verbotene Antitabakwerbung genutzt, um die Zahl rauchender Frauen zu verringern. Studien hatten gezeigt, dass sich viele Frauen deutlich mehr vor alter Haut fürchten als vor Herzinfarkten. Daher wurden im Rahmen der Kampagne Bilder schöner Frauen plakatiert, mit und ohne die tabakbedingten Falten – es war die erfolgreichste Kampagne gegen den Tabakkonsum, die es je gab.

Ein zweiter wichtiger Hinweis zum Tabakkonsum betrifft Männer: Rauchen steht ganz oben auf der Liste der Ursachen von Impotenz. Auch dies wurde sehr erfolgreich in der Antitabakwerbung in den Vereinigten Staaten genutzt. In großen US-Studien konnte nachgewiesen werden, dass 54,3 Prozent der Männer, die älter sind als fünfzig Jahre, eine Potenzschwäche haben, im Fachjargon eine erektile Dysfunktion.[15] Die meisten von ihnen haben früher geraucht. Während man vor einiger Zeit noch glaubte, Erektionsstörungen hätten vor allem psychische Ursachen, weiß man heute, dass in neun von zehn Fällen die Gefäße in den Schwellkörpern verantwortlich sind. Da die feinen Äderchen durch den Verfall des Endothels zuerst in Mitleidenschaft gezogen werden, bevor sich auch die Schäden an den größeren Gefäßen bemerkbar machen, liegt die Vermutung nahe, dass die Potenzschwäche dem Herzinfarkt vorausgeht. Und genau das haben alle Studien, die sich mit dem Thema beschäftigten, in der Tat bestätigt: Die meisten Männer mit Herzproblemen leiden zum Zeitpunkt der Diagnose bereits an einer erektilen Dysfunktion; zwischen dem Auftreten einer Potenzstörung und einem Herzinfarkt vergehen in der Regel fünf bis zehn Jahre.[16]

Für einen Raucher ist das Risiko einer Potenzschwäche doppelt so hoch wie für einen Nichtraucher. Dies gilt für alle Länder, in denen der Zusammenhang untersucht wurde. Wenn bei rauchenden Männern noch andere Risikofaktoren für die Entwicklung von Gefäßkrankheiten vorliegen, ist die Gefahr besonders groß. Fast alle Raucher mit hohem Blutdruck (neben zu hohen Cholesterinwerten ein weiterer Risikofaktor) entwickeln frühzeitig Potenzprobleme. Dabei ist zu bedenken, dass die Schäden an den großen Gefäßen nicht weiter fortschreiten, nachdem man mit dem Rauchen aufgehört hat – für einen Exraucher sinkt das Risiko eines Herzinfarkts innerhalb von 15 Jahren auf das eines Nichtrauchers –, wohl aber der Potenzverlust.[17] Wenn die kleinen Gefäße einmal zerstört sind, kann der Körper sie nicht mehr vollständig reparieren. Während die Zigarettenindustrie geschickt mit der «Zigarette danach» wirbt, sind viele Raucher auf die «Pille davor» angewiesen. Genauso absurd ist es, dass viele Ehefrauen nicht ahnen, dass sie mit ihrem Passivrauch dem eigenen Mann die Kraft nehmen.

Der stille Killer: Bluthochdruck

Das zweite große Gefäßthema ist der hohe Blutdruck. Neben dem Verzicht auf das Rauchen und dem Schutz vor Passivrauch ist die Vermeidung oder die Behandlung von Bluthochdruck das Wirksamste, was der Einzelne für seine Gesundheit tun kann.

Die Entstehung und die Behandlung von Bluthochdruck sind sehr gut erforscht, trotzdem ist die Blutdrucksituation in Deutschland eine mittlere Katastrophe. Wissenschaftlich gesichert ist, dass zu hoher Salzkonsum, zu wenig Kalium, zu wenig Magnesium und zu wenig Vitamin D die Entwicklung eines Bluthochdrucks begünstigen; auch Calciummangel gehört zu den Risikofaktoren. Hinzu kommen Übergewicht und Bewegungsmangel sowie übermäßiger Alkoholkonsum. Selbst bei Marathonläufern steigt der Blutdruck, wenn sie regelmäßig zu viel Alkohol trinken. Zwar hilft Alkohol in moderaten Mengen – unabhängig davon, ob bereits ein Bluthochdruck vorliegt oder nicht –, einen Herzinfarkt zu vermeiden, aber er bleibt ein wichtiger Risikofaktor für den Hochdruck. Optimal für den Schutz der Gefäße sind ein bis zwei Gläser Wein oder zwei Bier pro Tag. Bei Frauen beginnt der Gefäßschaden wahrscheinlich ab dem zweiten Glas pro Tag, bei Männern ab dem dritten Glas. Die Gefäßschutzwirkung von Alkohol geht auf die Verbesserung der Werte für das sogenannte gute Cholesterin (HDL-Cholesterin) und eine reduzierte Blutgerinnung zurück.

Weshalb ist der Bluthochdruck ein so wichtiger Risikofaktor? Zum einen, weil kaum jemand in Deutschland dauerhaft das optimale Niveau halten kann, fast die gesamte Bevölkerung ist langfristig betroffen. So steigt das Risiko für eine Vielzahl von Krankheiten, wenn der Blutdruck nur den Wert von 115 zu 75 überschreitet.[18] Wahrscheinlich ist ein Blutdruck von unter 120 zu 70 für die Gefäße des Menschen optimal, er wird in Deutschland aber in der Altersgruppe der über 40-Jährigen nur von 27 Prozent der Frauen und zehn Prozent der Männer erreicht.[19] Auch haben amerikanische Studien ergeben, dass ein erhöhter Blutdruck fast immer weiter steigt. Die nun schon über Jahrzehnte fortgeführte Beobachtungsstudie der Bevölkerung in dem Städtchen Framingham, Massachusetts, hat ergeben, dass Männer und Frauen, die im Alter von 65 einen normalen Blutdruck haben, ein 90-prozentiges Risiko aufweisen, bis zum Alter von 80 bis 85 Jahren Bluthochdruck zu entwickeln.[20] Fast jeder, der 50 Jahre alt geworden ist, wird im Laufe seines weiteren Lebens Bluthochdruck bekommen.

Je früher der Blutdruck zu steigen beginnt, desto gravierender die Auswirkungen auf das Endothel und die Gefäße – und damit so gut wie alle anderen Organe. Nicht nur nimmt das Risiko eines Herz- oder Schlaganfalls um das Doppelte beziehungsweise das Dreifache zu. Viel weniger bekannt, aber mindestens ebenso wichtig ist, dass schon leicht erhöhter Blutdruck die Intelligenz eines Menschen im Alter messbar senkt. Wer mit 40 oder 50 Jahren bereits erhöhte Blutdruckwerte hatte und nichts dagegen unternommen hat, denkt mit 60 Jahren erheblich langsamer als ein Gleichaltriger, dessen Werte immer normal waren. Das ist ein schleichender Prozess, von dem der Betroffene zunächst kaum etwas merkt; auch die Angehörigen glauben, es handle sich um normale Alterserscheinungen.

In Tests konnte das Nachlassen der Denkfähigkeit klar gemessen werden. Die kleinen Arterien im Gehirn werden vom hohen Blutdruck besonders beschädigt; das Gehirn wird nicht ausreichend mit Sauerstoff und Nährstoffen versorgt, Gehirnzellen sterben ab. Wenn man ein Computertomogramm vom Gehirn eines Bluthochdruckpatienten mit dem eines Gesunden vergleicht, kann man die Unterschiede klar erkennen – vereinfacht ausgedrückt, ist das Gehirn des Ersteren geschrumpft.[21] Eine neuere Studie hat sogar gezeigt, dass die geistige Leistungsfähigkeit von Bluthochdruckpatienten an den Tagen sinkt, an denen der Blutdruck am höchsten ist.[22]

Nun mögen kleine Denk- und Merkschwächen bei 60-Jährigen einen Verlust von Lebensqualität bedeuten, aber noch kein Drama sein; zehn Jahre später sieht das allerdings schon anders aus: Bei jedem Zweiten der 70-Jährigen, die seit dreißig Jahren zu hohe Blutdruckwerte hatten und nicht wirksam behandelt wurden, zeigt sich bereits eine Demenz.[23]

Selbst viele Ärzte wissen nicht – zumindest weisen sie ihre Patienten nicht ausreichend darauf hin –, dass hoher Blutdruck der wichtigste Risikofaktor dafür ist, im Alter an Demenz zu erkranken. Dies gilt sowohl für die sogenannte Gefäßdemenz als auch für die Demenz vom Alzheimertyp. Daher ist es tragisch, dass in Deutschland so viele Menschen an Bluthochdruck leiden. So berichtet Prof. Ulrich Keil vom Institut für Epidemiologie und Sozialmedizin der Universität Münster, dass lediglich 26 Prozent der Bürger mit Hypertonie auch behandelt werden. Und der Anteil der Hypertoniker, deren Blutdruckwerte durch die Behandlung auf unter 140 zu 90 gesenkt werden können, beträgt lediglich acht Prozent, optimale Werte werden noch seltener erreicht.[24] Die britische Alzheimergesellschaft gab anhand einer neuen Studie des Jahres 2008 bekannt, dass Bluthochdruck das Risiko einer Demenz um 600 Prozent erhöht.[25] Nicht zuletzt deshalb steht uns in Deutschland eine Explosion der Zahl der Demenzkranken und pflegebedürftigen älteren Menschen bevor.

Für diejenigen mit erst beginnender Demenz oder mit leicht eingeschränkter Denkfähigkeit besteht jedoch noch Hoffnung. Es konnte nämlich gezeigt werden, dass der Verfall der Denkfähigkeit aufgehalten werden kann, wenn es gelingt, den hohen Blutdruck besser zu behandeln.[26] Wie man einen Arzt findet, der einem dabei hilft, wird im nächsten Kapitel beschrieben.

In den Vereinigten Staaten, wo die Früherkennung und Behandlung von hohem Blutdruck sehr viel besser ist als in Deutschland, weisen Ärzte ihre Patienten mit entsprechenden Blutdruckwerten regelmäßig auf das erhöhte Demenzrisiko hin. Weil viele Menschen Angst vor der Demenz haben, wird ihnen dann klar, wie wichtig es ist, etwas dagegen zu unternehmen, und sie sind bereit, ihren Bluthochdruck wirkungsvoll zu bekämpfen.

Was kann der Einzelne tun, um das Ansteigen seines Blutdrucks im Laufe der Jahre zu verhindern? Zunächst einmal sollte man wissen, dass jedes Kilo Gewichtzunahme nach dem achtzehnten Lebensjahr die Gefahr erhöht. Das gilt besonders dann, wenn der Bauchumfang größer wird.[27] Wenn man durch regelmäßigen Sport versucht, den Bluthochdruck zu vermeiden, muss man sich für eher anstrengenden Sport entscheiden. Studien mit Läufern in den Vereinigten Staaten haben gezeigt, dass das langsame Laufen am ehesten hilft, den Fettstoffwechsel zu verbessern, und das schnelle Laufen die größte Wirkung für die Vermeidung eines Bluthochdrucks hat.[28] Das bedeutet in der Praxis, dass zur Vermeidung von Bluthochdruck Gewichtskontrolle, regelmäßiger anstrengender Ausdauersport wie schnelles Laufen oder Radfahren und die Vermeidung von zu viel Salz im Essen optimal helfen. Beim Salzkonsum gilt in Bezug auf den Blutdruck: Je weniger Salz, umso besser. Zusätzlich sollte man viel Kalium, Calcium und Magnesium zu sich nehmen. Um dies einfach umsetzen zu können, sollte man viel Obst und Gemüse essen (wegen des Kaliums) und eine Tablette mit Calcium und Magnesium einnehmen.[29]

Da Alkohol, wie oben ausgeführt, die Entwicklung eines Bluthochdrucks fördern kann, ist die Frage, ob es einen Unterschied macht, was getrunken wird. Die schnelle Antwort ist die, dass Rotwein genauso den Blutdruck erhöht wie Bier, denn die Wirkung geht vom Alkohol selbst aus. Einen Unterschied dagegen macht das Trinktempo. Wer zum Beispiel zwei Gläser Wein innerhalb einer halben Stunde und nicht über den Abend verteilt trinkt, schädigt die Gefäße und begünstigt die Entwicklung eines Bluthochdrucks. Der gesamte positive Effekt von mäßigem Alkoholkonsum wird vernichtet und ins Negative verkehrt, wenn der Alkohol rasch getrunken wird.

Wenn man zusätzlich über eine Diät versuchen will, Bluthochdruck zu vermeiden oder zu behandeln, muss man sich recht genau mit einer solchen Diät auskennen und sie auch regelmäßig befolgen. Die Harvard-Universität hat mehr als zehn Jahre lang den Zusammenhang zwischen Ernährung und Bluthochdruck erforscht. Am besten wirkt, wie sich gezeigt hat, die sogenannte

DASH-Diät,[30] bei der vor allem die Menge an Fett und Salz reduziert wird. Außerdem werden Milchprodukte mit verringertem Fettgehalt konsumiert. Diese Ernährungsweise, die leicht umzusetzen und nicht teuer ist, sorgt dafür, dass man genug Kalium, Magnesium, Vitamin D und Calcium zu sich nimmt. Darüber hinaus sind in Milchprodukten bestimmte Proteine enthalten, die ebenfalls vor Bluthochdruck schützen. Bei denjenigen, die bereits an Bluthochdruck leiden und sich so ernähren, ist es häufig möglich, die Zahl der Medikamente zu reduzieren – in der Regel lässt sich Bluthochdruck nämlich nur durch eine Kombination mehrerer Arzneimittel kontrollieren; ganz selten genügt ein einziges. Der interessierte Leser kann die Einzelheiten zur DASH-Diät im Internet recherchieren oder seinen Arzt fragen.

Neuere Studien legen nahe, dass dunkle Schokolade blutdrucksenkend wirkt.[31] Sie enthält viel Katechin, einen natürlichen Farbstoff aus der Gruppe der Polyphenole, der die Gefäße von Hochdruckpatienten entlastet. Da Schokolade viele Kalorien hat, muss man allerdings darauf achten, die Schutzwirkung nicht durch Gewichtszunahme wieder zu gefährden. Zur Begleitung der Hochdruckbehandlung ist ein Riegel dunkle Schokolade (mindestens 70 Prozent Kakaogehalt) täglich optimal. Je höher der Kakaogehalt der Schokolade, desto besser die blutdrucksenkende Wirkung. Beim Volk der Kuna, das auf einer Insel vor Panama lebt, ist es üblich, täglich mehrere Tassen Kakao zu trinken. Auf dieser Insel gibt es keinen Bluthochdruck, und Forscher, welche die Kuna untersucht haben, führten dies direkt auf den Kakaokonsum zurück.[32]

Wie wichtig der Blutdruck für die Vermeidung von Gefäßkrankheiten ist, soll noch an einem letzten Beispiel erläutert werden. Als im Jahre 2004 von der Gesundheitsministerin Ulla Schmidt die sogenannten Chronikerprogramme (*Disease-Management-Programs*, DMP) eingeführt wurden, war bekannt, dass

61

in Deutschland bei der Behandlung von Patienten mit Diabetes mellitus zu viel getan wurde, um den Blutzuckerspiegel auf die Normwerte von Gesunden zu bringen, und zu wenig, um ihren häufig ebenfalls erhöhten Blutdruck zu senken. Es mag überraschend klingen, aber für viele ältere Diabetiker sind die erhöhten Blutzuckerwerte selbst gar nicht das Problem; viel gefährlicher sind die mit der Krankheit oft einhergehenden erhöhten Blutdruck- und Cholesterinwerte. Die Chronikerprogramme für Zuckerkranke sollten den Patienten helfen, die Prioritäten richtig zu setzen. Dazu lernten sie, bei sich selber den Blutdruck zu messen; die meisten hatten das bislang noch nie getan, wohl aber hatten viele von ihnen – oft völlig überflüssigerweise – mehrfach täglich den Blutzuckerwert bestimmt.

Die Programme wurden damals von der Pharmaindustrie heftig bekämpft,[33] nicht zuletzt weil sie die teuren neuen künstlichen Insuline und Blutzuckersenker verkaufen wollte statt der viel preiswerteren und zum großen Teil nicht mehr patentgeschützten Medikamente gegen hohen Blutdruck. Eine große Rolle spielte auch der Lobbyismus von zwei Firmen, die sich auf die Herstellung von Blutzuckermessstäbchen spezialisiert hatten und Umsatzeinbußen befürchteten. Für die überflüssige tägliche Blutzuckerbestimmung wurde zum Teil mehr ausgegeben, als die Behandlung des Bluthochdrucks gekostet hätte.

Auch mein Institut war an der Einführung der Programme beteiligt, und die Härte der Auseinandersetzung mit den Lobbygruppen und den teilweise gekauften «Experten» hat mich damals mit bewogen, aus der Wissenschaft in die Politik zu wechseln: Was nützen die besten Forschungsergebnisse, wenn die entsprechenden Konsequenzen von der Politik nicht gezogen und die Bürger durch Verdummung um die Fichte geführt werden? Nicht zuletzt dank der besseren Behandlung des Bluthochdrucks von Zuckerkranken, die im Rahmen der Chronikerprogramme erfolgte, ist die Zahl der Herzinfarkte und Schlaganfälle deutlich zurückgegangen. Eine Studie der Universität Heidelberg konnte zeigen, dass über einen Beobachtungszeitraum von zweieinhalb Jahren die Sterblichkeitsrate von Versicherten, die am DMP teilgenommen hatten, mit 10,9 Prozent sehr viel niedriger war als in der Gruppe der Nichtteilnehmer (18,8 Prozent)[34]. Jedem Diabetiker sei daher dringend ein solches Programm empfohlen; bis Ende 2007 haben bereits 2,6 Millionen Diabetiker davon profitiert. Es ist davon auszugehen, dass durch die Einführung der Chronikerprogramme für Zuckerkranke und die ebenfalls sehr erfolgreichen Chronikerprogramme für Herzkranke pro Jahr mindestens 20000 Herzinfarkte und mindestens ebenso viele Schlaganfälle vermieden werden.

Für Bluthochdruckpatienten, die nicht unter Diabetes leiden und bei denen sich noch keine Herzkrankheit entwickelt hat, konnten leider keine entsprechenden Programme eingeführt werden. Das scheiterte am Widerstand der Krankenkassen, die fürchteten, dass zu viele Patienten betroffen wären; das Programm würde zu groß, und somit auch der Aufwand seiner Einführung. Man war im Prinzip der Meinung, es sei besser, die Kosten der Behandlung zu übernehmen, anstatt vielen Patienten vorher zu helfen. Wir werden uns noch wundern, wie stark die Zahl der Schlaganfälle und gerade auch der Demenzerkrankungen in naher Zukunft steigen wird. Das Gehirn eines Patienten, der nach jahrelang schlecht behandeltem Bluthochdruck einen Schlaganfall erleidet, hat keine Reserven, um dessen Folgen auszugleichen, genauso wenig wie das Gehirn von Alkoholikern, bei denen wichtige Areale geschrumpft sind. Der einzelne Hochdruckkranke sollte daher seine Therapie optimieren, und zwar so früh wie möglich. Ist es erst einmal zu schweren Schäden an den Gefäßen gekommen, kann es sogar gefährlich sein, den Blutdruck zu stark zu senken, weil dann das Gehirn nicht mehr ausreichend mit Blut versorgt wird. Auch hier sollte man unbedingt einen Spezialisten zu Rate ziehen.

Als letzter wichtiger Punkt zum Hochdruck soll noch ein weitverbreitetes und nicht selten verhängnisvolles Missverständnis ausgeräumt werden: Viele Patienten glauben, der untere (sogenannte diastolische) Blutdruckwert müsse möglichst niedrig sein; selbst viele Ärzte halten einen Patienten, bei dem nur der obere (sogenannte systolische) Wert erhöht ist, prinzipiell für gesünder als einen Patienten, bei dem beide Werte über dem Normalwert liegen. Das klingt plausibel, ist aber falsch. Für Patienten über 60 Jahre kann eine zu große Differenz zwischen dem oberen und dem unteren Blutdruckwert nämlich ein eigener zusätzlicher Risikofaktor sein. Grob vereinfachend gesagt, ist ein Blutdruck von 140 zu 100 für einen 70-Jährigen meist günstiger als ein Blutdruck von 140 zu 70.

Dies ist noch nicht so lange bekannt; man spricht vom «Pulse-Pressure», dem Unterschied zwischen dem oberen und dem unteren Blutdruckwert. Wenn er bei älteren Menschen hoch ist, sollte ebenfalls ein Spezialist die Medikamente prüfen. Nur der Vollständigkeit halber sei gesagt, dass bei jüngeren Patienten mit Bluthochdruck erhöhte untere Werte wiederum sehr gefährlich sind. Als Faustregel kann gelten, dass in jungen Jahren der Blutdruck so nah wie möglich an 120 zu 70 liegen sollte. Im Alter muss man zusätzlich darauf achten, dass der obere Wert dem unteren nicht «davonläuft». Und in jungen Jahren ist ein diastolischer Wert von über 90 immer ein Alarmzeichen. Je älter ein Mensch ist, desto gefährlicher sind insbesondere Erhöhungen des oberen Blutdruckwerts.

Der Leser sollte seine Blutdruckwerte kennen, und falls sie erhöht sind, konsequent daran arbeiten, sie durch die Kombination der genannten Vorschläge zur Diät, Bewegung und Gewichtsreduktion zu senken. Wenn Medikamente nötig sind, müssen sie regelmäßig genommen werden. Blutdruckkontrolle ist wie das Einzahlen in eine Altersvorsorge: Sie schützt vor schweren Einschränkungen der Lebensqualität im Alter, man muss sie betrachten wie eine Investition in die Zukunft.

Wie sollte man sich ernähren, um gesunde Gefäße zu behalten?

Immer wieder hört man Widersprüchliches zum Thema Cholesterinwerte, Übergewicht, Bauchumfang und zur Bedeutung einzelner Nahrungsmittel. Auch was dies betrifft, soll hier nur ein Überblick über häufige Fehleinschätzungen und die Dinge gegeben werden, die besonders wichtig sind.

Zunächst muss noch einmal klargestellt werden, dass sowohl erhöhte Cholesterinwerte als auch Übergewicht in der Regel schaden. Beim Cholesterin kommt es jedoch so gut wie nie auf das Gesamtcholesterin an, sondern auf das sogenannte LDL-Cholesterin, die Triglyzeride und das HDL-Cholesterin.[35] Internationale Vergleichsstudien, in denen große Patientengruppen von zum Teil mehr als 200000 Menschen über Jahrzehnte untersucht wurden,[36] sowie die Studien, die sich mit den Auswirkungen der Cholesterinsenkung durch Medikamente, durch die Ernährung oder durch eine Kombination von beidem befassten, zeigen ein klares Bild: Je höher die LDL-Werte sind, desto schlechter für die Gefäße.

Für den Hausgebrauch kann man sagen: Je niedriger die LDL-Werte, desto besser. Dies gilt zumindest dann, wenn sie nicht durch Medikamente «künstlich» gesenkt worden sind. Gut sind LDL-Werte unter 130 mg/dl, optimal Werte unter 100 mg/dl. Fast perfekte Werte hat Barack Obama, dessen LDL bei 96 liegt, das HDL bei 68 und die Triglyceride bei 44.[37] Da seine Blutdruckwerte mit 90 zu 60 ebenfalls sehr gut sind, ist das Risiko, dass er in seiner Amtszeit einen Herzinfarkt erleidet, praktisch gleich null.

Natürlich ist klar, dass die LDL-Werte nicht allein entscheiden, aber trotzdem gilt, dass sie immer so niedrig wie möglich sein sollten, um Gefäßkrankheiten zu vermeiden. Erbanlagenstudien haben gezeigt, dass Personen, deren Eltern sehr alt geworden sind, ebenfalls sehr wenige Herzinfarkte und Schlaganfälle bekommen. Der wichtigste Grund sind ihre guten Cholesterinwerte. Und je höher der Blutdruck, umso wichtiger, dass etwas unternommen wird, um den LDL-Wert zu senken. Ist er erhöht, sollte der HDL-Wert ebenfalls so hoch wie möglich sein.

Der LDL-Wert gibt die Konzentration des «schlechten» und der HDL-Wert die des «guten» Cholesterins an. Stark vereinfacht ausgedrückt, verunreinigt das LDL die Gefäße und lässt sie korrodieren, und das HDL reinigt sie wieder. Daher kommt es auf die richtige Balance an. Ideal ist es, wenn der LDL-Wert nur doppelt so hoch ist wie der HDL-Wert. Das erreichen aber nur sehr wenige. Ein Mindestziel ist der Faktor 4: Bei einem HDL-Wert von 40 beispielsweise darf der LDL-Wert auf keinen Fall die Marke von 160 übersteigen, günstig ist 130 und wirklich gut ist unter 100. Der Gesamtcholesterinwert ist also letztlich irrelevant. Liegt er bei 200, und der HDL-Wert beträgt lediglich 20, kann das für den Patienten eine Katastrophe sein; liegt der HDL-Anteil jedoch bei 80, macht ihn das gegen Herzinfarkte fast immun.

Für Männer sind HDL-Werte unter 40 im Allgemeinen bedenklich, auch wenn das LDL relativ niedrig ist. Bei Frauen sollte das HDL den Wert von 45 nicht unterschreiten. Zusätzlich sind die Triglyzeride zu beachten. Sie wurden in der Vergangenheit zwar gemessen, in ihrer Bedeutung jedoch unterschätzt. Heute wissen wir, dass sie wichtige Risikofaktoren für den Schlaganfall und für die Verkalkung der Adern in den Beinen sind und einen Wert von 150 mg/dl nicht übersteigen sollten.

Jeden Tag erfahre ich von Menschen, die ich nach ihren Blut-
druck- oder Cholesterinwerten frage, der Arzt habe gesagt, es
sei alles in Ordnung. Konkrete Werte kennen die meisten nicht,
noch weniger wissen sie, was das heißt: «Es ist alles in Ordnung.»
Liegen die Werte noch gerade eben «im grünen Bereich», sodass
die Gefäßverkalkung nur langsam in Richtung Herzinfarkt vor-
anschreitet? Oder besteht so gut wie keine Gefahr, in den nächsten zehn Jahren einen Herzinfarkt zu erleiden? Liegt das Risiko
bei zwei Prozent? Oder bei zehn Prozent? Wer seine Werte kennt,
kann im Internet mit dem PROCAM-Rechner der Universität
Münster selbst ausrechnen, wie hoch das Risiko eines Herzinfarktes in den nächsten zehn Jahren ist.[38]

Immer wieder muss man lesen oder hören, dass es auf das
Cholesterin allein nicht ankomme. Dies ist eine Binsenweisheit –
natürlich muss man die anderen Risikofaktoren ebenfalls berücksichtigen. Aber es ist sicher richtig, dass die Verbesserung des
Quotienten zwischen dem schlechten und dem guten Cholesterin
zu den einfachsten und effektivsten Maßnahmen gehört, die der
Einzelne ergreifen kann, um sein Herzinfarkt-, Schlaganfall- und
Demenzrisiko zu verringern. Es ist viel leichter, den Cholesterinquotienten zu verbessern, als seinen Blutdruck zu senken: Letz-
teres lässt sich ohne Medikamente für viele Patienten nicht erreichen; auch die DASH-Diät kann, wie gesagt, allenfalls helfen, die
Zahl der Medikamente, die man nehmen muss, zu reduzieren.

Bei den Cholesterinwerten sieht das ganz anders aus: Der
wichtigste Schritt ist schon getan, wenn man tierische Fette mei-
det, insbesondere vollfette Milchprodukte wie Käse, Vollmilch
oder sahnehaltige Speisen. Man sollte sie entweder ganz weglas-
sen oder sie durch fettreduzierte Alternativen ersetzen. In Maßen
konsumiert, schadet Joghurt mit 1,5 Prozent Fett nicht, wohl aber
Joghurt mit 3,5 Prozent Fett; Vollmilch schadet, Halbfettmilch in
der Regel nicht. Selbstverständlich kommt es immer auch auf die

Gesamtmenge an gesättigten Fetten an, aber im Rahmen einer kalorienbewussten Ernährung ist die Vermeidung von Vollfettprodukten sehr wichtig und ein simpler Schritt zur Senkung der LDL-Cholesterinwerte.

Zusätzlich sollten Fleisch und Wurst auf das absolute Minimum reduziert werden, denn darin sind ebenfalls die gefährlichen gesättigten tierischen Fettsäuren enthalten, die den Wert des «schlechten» Cholesterins in die Höhe treiben. Dabei macht es keinen Unterschied, ob Rindfleisch oder Schweinefleisch gegessen wird. Auch Geflügel ist nicht so gesund, wie häufig angenommen wird. Außerdem spielt es in Bezug auf das Cholesterin keine Rolle, ob es sich um Bio-Lebensmittel handelt, es geht nur um die Frage: Fleisch oder nicht Fleisch. Die tierischen gesättigten Fette sind nicht nur deshalb so schädlich, weil sie die Menge des LDL-Cholesterins erhöhen – sie machen es auch aggressiver. Das schlechte Cholesterin wird durch tierische Fette somit «mehr und gefährlicher».[39]

Der weltweit führende Forscher zum Thema gesunde Ernährung, der amerikanische Epidemiologe Walter Willett, hat herausgefunden, dass im Rahmen einer optimalen Ernährung nur ein- bis zweimal pro Woche Wurst, Geflügel oder Fleisch auf dem Speiseplan stehen sollte.[40] Die Lobbyisten der Fleischindustrie haben in der Vergangenheit argumentiert, das sei zu wenig: Man müsse häufiger tierische Produkte zu sich nehmen, denn Eiweiße aus pflanzlichen Quellen reichten nicht aus, um den Proteinbedarf zu decken. Heute weiß man, dass das nicht stimmt, zumal der Körper lediglich 30 Gramm Protein am Tag benötigt und nicht, wie früher angenommen, 50 Gramm; eine zu hohe Proteinzufuhr ist sogar schädlich, insbesondere für die Nieren, die Mühe haben, die überschüssigen Eiweiße auszuscheiden. Außerdem wissen wir, dass die gesündeste Quelle für tierische Eiweiße nicht Vollmilch oder Fleisch sind, sondern Fisch. All dies erfreut zwar nicht die deutschen Landwirte, lässt sich aber nicht ändern. Der größte Teil der hochsubventionierten Landwirtschaft mit Kühen und Milchprodukten tut nichts anderes, als der Bevölkerung gesundheitlich zu schaden. Der Schaden ist dabei umso größer, je billiger und leichter verfügbar die tierischen Fette sind.

Wenn man auf Fleisch und Milchprodukte mit vollem Fettgehalt verzichtet, müssen die so eingesparten Kalorien durch andere Nahrung ersetzt werden. Dabei hat sich gezeigt, dass es besser ist, verstärkt Olivenöl oder andere pflanzliche Öle zu verwenden, als einfach mehr Kohlenhydrate zu sich zu nehmen.[41] Das Olivenöl hat den besonderen Vorteil, dass es die Menge des «schlechten» Cholesterins, des LDL, im Körper deutlich reduziert, ohne den Wert des «guten» Cholesterins, des HDL, zu senken. Gleichzeitig wird das LDL-Cholesterin etwas weniger schädlich. Gleicht man hingegen den Verzicht auf tierische Fette aus, indem man mehr kohlenhydrathaltige Lebensmittel wie Kartoffeln, Nudeln, Reis oder Brot isst, dann sinkt sowohl der HDL- als auch der LDL-Spiegel, und am Gesamtrisiko für Herz- und Gefäßkrankheiten ändert sich oft wenig: Der Quotient zwischen gutem und schlechtem Cholesterin bleibt, wie er war.

Nehmen wir an, bei täglichem Genuss von Fleisch und Milchprodukten liegt der LDL-Wert bei 200 und der HDL-Wert bei 40, Quotient 5. Wenn man nur noch alle fünf Tage Fleisch oder Milchprodukte mit hohem Fettanteil zu sich nimmt und dafür mehr Brot und Kartoffeln, dann wird der LDL-Wert vielleicht auf etwa 175 und der HDL-Wert auf etwa 35 sinken, der Quotient bleibt 5: Es wurde, trotz massiver Umstellung der Ernährung, so gut wie nichts gewonnen. Würde man stattdessen mehr Olivenöl konsumieren, sänke der LDL-Wert ebenfalls auf 175, der HDL-Wert bliebe aber unverändert oder würde sogar steigen. Der Quotient würde sich verbessern, und die Gefäße würden effektiver geschützt.

Die üppige Verwendung von Olivenöl neben dem relativ geringen Fleischkonsum ist das Geheimnis der sogenannten Mittelmeerdiät. In den Mittelmeerländern sind die Herz-und-Kreislauf-Erkrankungen sehr viel seltener, und bei den Männern (die besonders herzinfarktgefährdet sind) haben die Italiener die höchste Lebenserwartung. Wenn man, wie in den Mittelmeerländern traditionell üblich, statt Fleisch und Vollmilchprodukten mehr Fisch zu sich nimmt und statt Butter und Schmalz mehr Olivenöl, hat man das Risiko von Herzinfarkten, Schlaganfällen und der späteren Entstehung einer Demenz bereits dramatisch reduziert: Fast jeder kann mit solch simplen Maßnahmen die Notwendigkeit einer Cholesterinsenkung durch Medikamente vermeiden. Eine große Studie mit 600 Teilnehmern konnte zeigen, dass diejenigen, die die Mittelmeerdiät befolgten, im Vergleich zu den Studienteilnehmern, die sich normal ernährten, um bis zu 70 Prozent weniger Herzinfarkte bekamen. Die Ergebnisse waren so eindeutig, dass die Studie nicht einmal, wie geplant, über fünf Jahre zu Ende geführt werden musste, das Ergebnis stand bereits nach 27 Monaten fest.[42]

Eine besondere Gefahr muss noch erwähnt werden. Unbedingt gemieden werden sollten sogenannte Transfettsäuren. Dies sind die einzigen Fettsäuren, die gleichzeitig den HDL-Wert senken und den LDL-Wert erhöhen, sie verschlechtern somit unmittelbar den Cholesterinquotienten. Sie wirken gewissermaßen umgekehrt wie Olivenöl und verursachen so viele Herz- und Gefäßkrankheiten, dass sie in Kalifornien und in New York gar nicht mehr in Restaurants verwendet werden dürfen.[43] In den Vereinigten Staaten warnen die Gesundheitsbehörden vor ihnen, und die Menge der Transfette wird auf den Dosen und Gläsern ausgewiesen.

Transfette sind in billigen, leicht zu verarbeitenden Fetten enthalten, die in der Industrieproduktion von Backwaren und in

Restaurants sehr beliebt sind, beziehungsweise sie entstehen im Zuge der Verarbeitung solcher Fette. Leider ist das Wissen um die großen Risiken der Transfette in Deutschland – anders als in den Vereinigten Staaten, Großbritannien oder den skandinavischen Ländern – noch nicht verbreitet. Daher hat sich McDonald's in den Vereinigten Staaten verpflichtet, keine Transfette mehr zu verwenden; das Gleiche gilt für Kentucky Fried Chicken.[44] In Deutschland werden diese Fette aber noch in großem Umfang eingesetzt, denn in dieser Hinsicht gibt es nicht genug kritische Öffentlichkeit, die den Verzicht auf diese Billigfette nötig machen würde. Wenn die Kunden wüssten, wie gefährlich Transfette sind, würden sie Restaurants bevorzugen, die auf solche Fette verzichten. Das gilt mittlerweile in den Vereinigten Staaten für viele Fast-Food-Ketten. Damit verliert Fast Food in Amerika zumindest eine, vielleicht die wichtigste, gesundheitsschädigende Kalorienquelle.

In Deutschland werden die meisten Transfette wahrscheinlich in Bäckereien verarbeitet. Wer an einer Bäckerei vorbeigeht, macht sich vielleicht um die im Laden stehenden Kunden Sorgen, weil sie zu viel Zucker essen könnten. Dabei geht von den Transfetten und gesättigten Fettsäuren eine noch größere Gefahr aus. Leider sind sie in fast allen Backwaren enthalten. Daher sollten immer möglichst fettarme Backwaren bevorzugt werden.

Industriell zubereitete Backwaren wie Kekse sind besonders ungesund, da sie in der Regel ebenfalls viele Transfette, viel Zucker und viel Salz enthalten. Unter den weitverbreiteten Nahrungsmitteln sind Backwaren diejenigen, deren schädliche Wirkung am meisten unterschätzt wird. Sie enthalten, anders als Früchte oder Gemüse, keine gesunden Fasern und nur Kalorien in der schädlichsten Form. Wenn man bedenkt, in wie vielen Tagungsräumen Schüsseln mit Keksen herumstehen, ist das schon ein erheblicher Faktor. In so mancher Sitzung im Gesundheitsministerium musste ich mit ansehen, wie sich die Gesundheitsexperten die eigenen Gefäße mit ständiger Gebäckknabberei ruinierten. Zum Glück werden diese «Schadstoffe» dort heute nicht mehr gereicht, es wird Obst serviert.

Im Restaurant muss man davon ausgehen, dass alles, was frittiert wurde, Transfette enthält, daher sollte man frittierte Speisen meiden. Dasselbe gilt natürlich ganz besonders für Kartoffelchips. Während die Diskussion um das Acrylamid, das sich in Kartoffelchips nachweisen lässt, in Deutschland eine breite Beachtung fand, ist die Gefahr durch die darin enthaltenen Transfette kaum bekannt, obwohl sie die Gesundheit nachweislich noch weit stärker schädigen als Acrylamid.

Wir tun uns in der Gesundheits- und Verbraucherschutzpolitik viel schwerer, vor dem Schädlichen zu warnen, als auf das Nützliche hinzuweisen. Der Grund ist ganz einfach: Auch das Schädliche bringt Umsatz und hat viele Lobbyisten. Es ist für einen Politiker, der zum Beispiel im Verbraucherschutz tätig ist, nicht angenehm, vor den Gesundheitsgefahren von Kartoffelchips warnen zu müssen, das hören die Kartoffelbauern nicht gerne. Auch die deutsche Fleischindustrie hört es nicht gerne, wenn man statt Vollmilch und Butter oder Biorindfleisch norwegischen Lachs und griechiches Olivenöl empfiehlt. Leider wachsen nun mal in Deutschland keine Olivenbäume. Trotzdem hat die deutsche Landwirtschaft gute Chancen, von einer Umstellung der Ernährung zu profitieren. Hochwertige Pflanzenöle und gesunde Gemüse können auch hier erzeugt werden, und der deutsche Wein wird ebenfalls stets besser. Die beste Beschreibung einer gesunden Ernährung bietet die Ernährungspyramide des bereits genannten Walter Willett. Willett geht davon aus, dass mit dieser Ernährung, regelmäßigem Sport und einer gelungenen Gewichtskontrolle mehr als 80 Prozent aller Herzinfarkte vermieden werden können.

Noch ein Wort zu Bioprodukten. Entscheidender als die Frage,

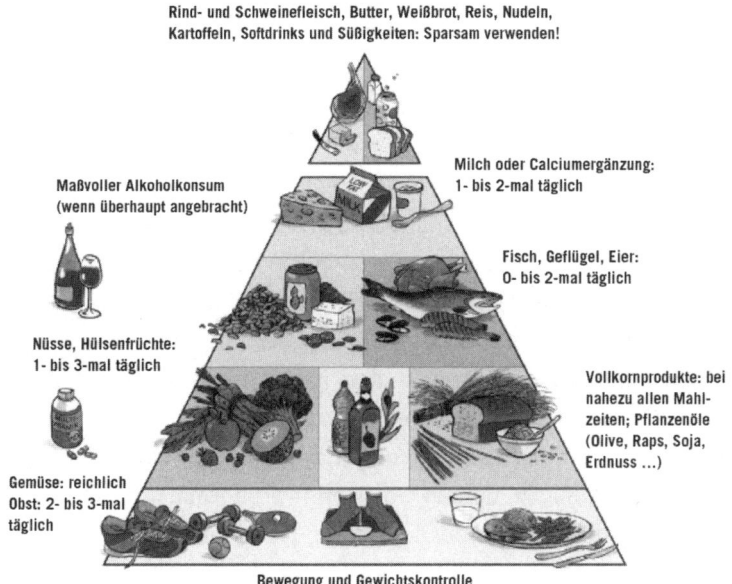

Rind- und Schweinefleisch, Butter, Weißbrot, Reis, Nudeln, Kartoffeln, Softdrinks und Süßigkeiten: Sparsam verwenden!

Maßvoller Alkoholkonsum (wenn überhaupt angebracht)

Milch oder Calciumergänzung: 1- bis 2-mal täglich

Fisch, Geflügel, Eier: 0- bis 2-mal täglich

Nüsse, Hülsenfrüchte: 1- bis 3-mal täglich

Vollkornprodukte: bei nahezu allen Mahlzeiten; Pflanzenöle (Olive, Raps, Soja, Erdnuss ...)

Gemüse: reichlich Obst: 2- bis 3-mal täglich

Bewegung und Gewichtskontrolle

Die Pyramide der gesunden Ernährung (nach Walter Willett)[45]

ob ein Nahrungsmittel aus biologischer Produktion stammt oder nicht, ist die Frage, um was es sich handelt. Rindfleisch von Bio-Landhöfen wird niemals so gesund sein können wie gewöhnlicher Lachs von der Fischfarm. Auch das gesättigte «Bio-Fett» verstopft die Gefäße nicht weniger als das gewöhnliche. Natürlich ist es besser, wenn man es sich leisten kann, Bio-Produkte zu bevorzugen, insbesondere weil in der industriellen Landwirtschaft schädliche Pestizide eingesetzt werden. Aber davon, dass Bio-Produkte allein schon die Gesundheit schützen, wie viele Menschen glauben, kann keine Rede sein.

Cholesterinsenker: Wer sollte sie einnehmen?

Welche Bedeutung hat die Ernährungsumstellung im Vergleich zur medikamentösen Senkung der Cholesterinwerte? Lohnt es sich überhaupt, die Ernährung umzustellen, oder soll man lieber sofort cholesterinsenkende Medikamente nehmen? Es gab bereits Vorschläge der Pharmaindustrie, die cholesterinsenkenden Statine – ähnlich wie Aspirin – rezeptfrei anzubieten und als Alternative zu besserer Ernährung zu verkaufen. Doch die Versuche, dies durchzusetzen, sind gescheitert.

Man muss davon ausgehen, dass jeder Patient mit einer bereits bestehenden Erkrankung der Herzkranzgefäße von einer Cholesterinsenkung durch die sogenannten Statine profitiert. Das gilt auch für diejenigen, deren Cholesterinwert normal oder sogar gut ist. Denn bei bestehender koronarer Herzkrankheit reicht eine Umstellung der Ernährung und die Ausübung von Sport allein nicht aus. Zwar gibt es eine Reihe von spezifischen Ernährungsempfehlungen, die zum Beispiel den Salz- oder Fettkonsum betreffen, aber darauf kann hier nicht eingegangen werden. Lediglich erwähnt sei der besondere Wert von fettreichem Fisch wie Lachs oder Thunfisch für Herzpatienten mit Herzrhythmusstörungen. Liegt zusätzlich bereits eine Herzschwäche vor, was bei vielen Patienten mit koronarer Herzkrankheit und insbesondere nach Herzinfarkten der Fall ist, bringen Sport und die Ernährungsumstellung kaum Vorteile, alles kommt auf eine wissenschaftlich abgesicherte, genau auf den Patienten abgestimmte Behandlung mit Arzneimitteln an.

Wie aber steht es für diejenigen, die noch nicht erkrankt sind? Grundsätzlich sollte jeder versuchen, über die oben beschriebene Mittelmeerdiät, Gewichtskontrolle und Sport den Quotienten von LDL zu HDL so zu beeinflussen, dass das Risiko einer Herz- und Gefäßerkrankung gering ist. Dies ist für mindestens 90 Prozent der Patienten ohne Medikamente möglich. Natürlich gibt es auch erblich bedingte Fettstoffwechselstörungen, die so gravierend sind, dass es ohne Statine nicht geht. Das kann nur der Spezialist entscheiden: Er kann außer an den LDL-, HDL- und Triglyzerid-Werten an zahlreichen weiteren Fettstoffwechselwerten erkennen, ob die Ernährungsumstellung geholfen hat. Jeder, der bei Mutter, Vater oder bei seinen Geschwistern Herzkrankheiten vor dem sechzigsten Lebensjahr erlebt, sollte sich beim Spezialisten untersuchen lassen, damit das Risikoprofil genau erkannt und er entsprechend behandelt werden kann. Vor Jahren machte der plötzliche Herztod des Computer-Unternehmers Heinz Nixdorf im Alter von 60 Jahren Schlagzeilen. Jetzt starb sein Sohn, wahrscheinlich ebenfalls an Herzinfarkt, mit 45 Jahren.[46]

Ohne auf diesen Fall näher einzugehen, lässt sich feststellen, dass die meisten dieser familiär bedingten Risikofälle erfolgreich behandelbar sind, sodass es nicht zum Infarkt kommt. Dazu ist aber fast immer der Einsatz eines Spezialisten nötig, das ist keine Angelegenheit für den Hausarzt allein.

Mit großem öffentlichem Interesse wurde die jüngst veröffentlichte amerikanische JUPITER-Studie verfolgt,[47] in der gezeigt werden konnte, dass bei über 50-jährigen Männern und bei über 60-jährigen Frauen auch ohne bestehende Herzkrankheit das Risiko eines Herzinfarktes innerhalb von zwei Jahren durch den neuen Cholesterinsenker Rosuvastatin um fast die Hälfte reduziert werden konnte. Wenn man die Ergebnisse hochrechnet, müssen nur 25 Menschen für fünf Jahre behandelt werden, um einen Herzinfarkt zu vermeiden. Diese Studie war deshalb so bedeutsam, weil bei allen Teilnehmern weder die LDL-Cholesterinwerte noch der Quotient zwischen LDL und HDL auffällig erhöht war (die Werte waren nicht optimal, aber auch nicht besonders schlecht), wohl aber – das war eine Voraussetzung für die Studienteilnahme – ein Entzündungswert im Blut, das sogenannte C-reaktive Protein (CRP). Wissenschaftlich ist zurzeit nicht endgültig geklärt, ob dieses Protein selbst die Gefäße schädigt, oder, was wahrscheinlicher ist, einfach auf eine bereits bestehende Gefäßschädigung hinweist. Sollten sich die Ergebnisse der JUPITER-Studie bestätigen, würde man in Zukunft diejenigen, die ohne andere Ursachen erhöhte CRP-Werte aufweisen, mit Statinen behandeln, insbesondere dann, wenn noch zusätzliche Risikofaktoren wie hoher Blutdruck oder Diabetes mellitus vorliegen. Wenn man alle Studien zum CRP in der Gesamtschau sieht, ist es wahrscheinlich sinnvoll, sich diesen Wert bestimmen zu lassen, wenn es Risikofaktoren für Gefäßkrankheiten gab oder gibt, zumindest ab Alter 50 für Männer und ab Alter 60 für Frauen. Diese Empfehlung ist im strengen Sinne noch nicht endgültig wissenschaftlich abgesichert, weil es neben der JUPITER-Studie keine weiteren Studien gibt, in der dies systematisch untersucht wurde. Und noch ist nicht bewiesen, ob die Ergebnisse auch für Patienten gelten, die etwas von dem Profil der JUPITER-Patienten abweichen. Aber wenn man sichergehen möchte, wäre es wahrscheinlich sinnvoll, diesen Risiko-Laborwert bestimmen zu lassen.

Konkret bedeutet das, dass diejenigen, die auch bei wiederholter Messung erhöhte CRP-Werte aufweisen und bei denen Risikofaktoren für die Entstehung einer Herzkrankheit vorliegen oder lange vorlagen – insbesondere Rauchen, hohe LDL- und Triglyzerid-Werte, niedrige HDL-Werte, Bluthochdruck oder frühe Herzkrankheiten in der Familie –, wahrscheinlich von Statinen profitieren. Zusätzlich sollte die Ernährung, wie oben beschrieben, umgestellt werden und Ausdauersport betrieben werden. Man müsste bei unter 50-jährigen Männern und unter 60-jährigen Frauen wahrscheinlich vorsichtiger sein, weil es dort noch keine Studienergebnisse bei erhöhten CRP-Werten gibt. Außerdem weiß heute niemand, welche Nebenwirkungen Statine haben, wenn sie über Jahrzehnte in der Vorbeugung von Herzinfarkten bei Gesunden eingesetzt werden. Auch die JUPITER-Studie, die nach nur zwei Jahren abgebrochen wurde, weil das Statin mit dem Namen Rosuvastatin so erfolgreich war, kann diese Frage nicht beantworten.

Statine beeinflussen viele Organsysteme, und es ist noch unklar, wie die Bilanz für diejenigen, die nur ein relativ geringes Risiko einer Herzkrankheit aufweisen, langfristig aussieht. Für die Vorbeugung mit Statinen ohne bestehende Herzkrankheit sollte daher immer ein Spezialist eingesetzt werden, der Risiko und Nutzen im Einzelfall genau abschätzt. Dazu würde ich immer einen Kardiologen oder Internisten heranziehen. In Deutschland werden Statine oft verschrieben, wo es auch ohne Medikamente möglich wäre, das Risiko eines Herzinfarkts durch eine Umstellung des Lebensstils deutlich zu senken. Dadurch entstehen hohe Kosten und unnötige Nebenwirkungen. Auf der anderen Seite werden viele Patienten mit bestehender Herzkrankheit nicht behandelt, obwohl fast alle davon profitieren würden. Wie die neuen Erkenntnisse zeigen, würde die Gruppe derer, die hohe CRP-Werte haben, aber noch keine Herzkrankheit und auch keine erhöhten LDL-Werte, wahrscheinlich ebenfalls von der Behandlung profitieren.

Gewicht, Bauchumfang und Zuckerkrankheit

Nach dem Rauchen, dem Bluthochdruck und der Fettstoffwechselstörung ist die Entstehung des Diabetes der viertwichtigste Risikofaktor für Herz- und Gefäßkrankheiten. Die Zahl der Zuckerkranken steigt stetig an, weil es immer mehr Übergewichtige gibt. Etwa 90 Prozent der Fälle des sogenannten Alterszuckers, das heißt Typ-2-Diabetes, ist auf Übergewicht zurückzuführen. Sogar übergewichtige Sportler werden zuckerkrank; für die Vermeidung des Diabetes ist das Gewicht von größerer Bedeutung als der Sport.

Dabei muss allerdings beachtet werden, wie das Gewicht zustande kommt. Ist man schwer, weil man riesige Muskelpakete am Leib trägt, ist das Risiko niedrig – das schwergewichtige «Muskelpaket», welches Gewichte stemmt, hat ein geringeres Diabetesrisiko als sein normalgewichtiger Zwillingsbruder, der keinen Sport treibt. Würde dieser jedoch regelmäßig joggen und sein Gewicht reduzieren, hätte er das geringste Risiko. In der Regel steigt aber das Körpergewicht im Alter, weil gleichzeitig die Muskelmasse ab- und die Fettmasse zunimmt, sodass die Bilanz doppelt negativ ausfällt: Es ist schlecht, dass man schwerer wird, und besonders schlecht, dass das auch noch bei sinkender Muskelmasse geschieht.

Das Fettgewebe ist wie ein großes Organ zu betrachten, das ständig Schadstoffe produziert, die in den Körper gelangen, zum Beispiel Entzündungsstoffe, welche die Adern schädigen. Dies gilt ganz besonders für das Fett um den Bauch herum. Wer also wissen möchte, wie stark er gefährdet ist, kann einfach das Maßband zur Hand nehmen: Bei Männern sollte der Bauchumfang – gemessen etwa in Höhe des Bauchnabels, ohne dabei den Bauch einzuziehen – bei 80 bis 90 Zentimeter liegen. Ab 90 Zentimetern fängt das Risiko an zu steigen. Wenn er mehr als 102 Zentimeter beträgt oder bei Frauen mehr als 88 Zentimeter, ist das Risiko für einen Herzinfarkt deutlich erhöht.[48] Das simple Messen des Bauchumfangs ist wahrscheinlich die am wenigsten genutzte, aber extrem einfache und wirksamste Methode, das Risiko einer zukünftigen Zuckerkrankheit abzuschätzen. Andere, etwas kompliziertere Untersuchungen wie das Verhältnis von Bauch- und Hüftumfang oder die Berechnung des Body-Mass-Index bringen wahrscheinlich nicht mehr.

Wenn der Bauchumfang zu groß ist, muss man abnehmen, indem man bei Nutzung der Mittelmeerdiät und gleichzeitiger Beschränkung der gesamten Kalorien mehr Sport treibt. Dabei kommt es in erster Linie auf die Dauer der Aktivität an, weniger auf die Intensität. Wer durch Sport seinen Blutdruck senken möchte, muss, wie gesagt, eine möglichst anstrengende Sportart wählen. Aber zur Senkung des Gewichtes und zur Verbesserung des Cholesterinquotienten spielt die Intensität allenfalls in dem Sinne eine Rolle, dass weniger mehr ist: Weil das gefährliche Bauchfett nur bei geringer Belastung verbrannt wird (ansonsten greift der Körper auf Zucker als Energiequelle zurück), ist weniger Belastung besser als starke Belastung. Der Ausdauersport sollte etwa 70 Prozent der maximalen Herzfrequenz verursachen. Diese errechnet man, indem man von 220 sein Lebensalter abzieht. Bei einem 40-Jährigen beträgt sie also 180. Er verliert somit am besten Gewicht, wenn er mit etwa 125 Herzschlägen pro Minute joggt oder Rad fährt. Wenn man ein besonders guter Läufer werden will, gelten natürlich ganz andere Regeln.

Immer wieder tun mir Übergewichtige leid, die sich an der Grenze der Belastbarkeit joggend durch den Park quälen und auch noch den falschen «Treibstoff» verbrennen, vom Schaden für die Gelenke einmal abgesehen. Beim schnellen Joggen wirkt bei jedem Schritt das Neunfache des Körpergewichts auf die Knie und Hüftknorpel. So kommt es oft zu Verletzungen. Ideal sind lange, schnelle Spaziergänge oder Radfahren. Jeweils zehn Minuten dieser Aktivitäten lassen allein den HDL-Wert um ctwa drei Prozent steigen, während der LDL-Wert sinkt. Das richtige Fett, das heißt das Fett um den Bauch und im Inneren des Bauches, wird verbraucht, die Reparaturfunktion der kleinen Gefäße unterstützt und der Blutzucker besser verwertet. Dann nimmt das Risiko, blutzuckerkrank zu werden, dramatisch ab. Gleichzeitig sinkt das Risiko für Depressionen, und der Verfall der Gehirnfunktionen im Alter, auch bei Patienten mit erhöhtem Blutdruck, wird verlangsamt.

Entwicklungsbiologisch sind diese «Wunderwirkungen» leicht zu erklären. Schließlich ist der Mensch nicht geschaffen, um viel zu essen und sich wenig zu bewegen. In den vergangenen 10 000 Jahren hatte der Mensch fast immer relativ wenig zu essen und viel zu laufen, erst seit wenigen Jahrzehnten ist es umgekehrt. Es erklärt auch, weshalb Menschen, die zwar schlank sind, sich aber nicht viel bewegen, nicht so gesund sind wie Menschen, die etwas schwerer sind und sich viel bewegen. Allgemein jedoch steigt das Risiko von Diabetes und Gefäßkrankheiten, ja, sogar von bestimmten Formen von Krebs mit dem Gewicht.

Wenn ab und zu eine Studie erscheint, die zeigt, dass besonders leichte Menschen wiederum stärker gefährdet sind, darf das die Öffentlichkeit nicht verunsichern. Erstens handelt es sich bei diesen Menschen um stark von unserem Durchschnittsgewicht abweichende «Leichtgewichte», und zweitens sind es fast immer Menschen, die leicht sind, weil sie krank sind – sie sind starke Raucher, leiden an Depressionen, bislang nicht diagnostiziertem Krebs oder anderem –, nicht weil sie sich besonders gesund ernähren oder viel Sport treiben würden. Nur magersüchtige und bereits erkrankte Menschen können zu leicht sein, für fast alle anderen gilt: Je leichter, desto besser.

Der Laie unterschätzt die Bedeutung der Kombination geringes LDL, höheres HDL und Gewichtsverlust, die sich durch den Ausdauersport ergeben. Es sinkt gleichzeitig das Risiko für Bluthochdruck, Herzinfarkte, Schlaganfälle, Diabetes, Nierenkrankheiten, Demenz und Depressionen. Kein bisher erfundenes Medikament hat eine vergleichbar starke vorbeugende Wirkung wie der regelmäßige Ausdauersport mit einer Herzfrequenz von etwa 70 Prozent des Maximums. Gäbe es eine solche «Wunderpille», könnte man sie zu fast jedem Preis verkaufen.

Alkohol, Rotwein und Polyphenole

Eine ganz besondere Rolle spielen bei der Abwehr der Herz-und-Kreislauf-Erkrankungen noch der Alkohol und die sogenannten Polyphenole, natürliche Farbstoffe, die in Obst und Gemüse vorkommen. In Rotwein ist beides in hoher Konzentration enthalten, daher wird seine gesundheitserhaltende Wirkung in letzter Zeit häufig diskutiert. Französische, kalifornische, südafrikanische und chilenische Weine weisen die höchsten, deutsche in der Regel geringere Konzentrationen auf – unabhängig vom Preis –, und bei den Rebsorten liegt in dieser Hinsicht Cabernet-Sauvignon vor Syrah und Merlot.[49]

Zunächst muss man darauf hinweisen, dass die schützende Wirkung, die Polyphenole auf die Gefäße haben, durch Tierexperimente klar belegt werden konnte. Auch ist bewiesen, dass die Polyphenole beim Menschen die Funktion der kleinen Gefäße und deren Reparaturfähigkeit insgesamt verbessern. Außerdem weiß man, wie gesagt, dass die Polyphenole der dunklen Schokolade den Blutdruck senken. Schließlich konnte gezeigt werden, dass in Ländern mit einem hohen Konsum an Polyphenolen Herzkrankheiten seltener sind. Die Wirkung der Mittelmeerdiät geht in einem nicht unerheblichen Maß darauf zurück, dass in ihr Polyphenole massenhaft und in Kombination vorkommen. Daher ist es wahrscheinlich am besten, sich auf die Mittelmeerdiät zu konzentrieren und keine komplizierten Experimente zu wagen, einzelne Polyphenole anzureichern.[50] Kapseln oder Ähnliches mit Polyphenolen sind wissenschaftlich als gewagte Experimente zu betrachten, sie könnten alles in allem mehr schaden als nützen, was auch für die meisten Vitaminpräparate gelten dürfte. Eine besonders wichtige Quelle von Polyphenolen ist übrigens das Olivenöl. In besonders guten Ölen der sogenannten ersten Pressung sind zehnmal so viele Polyphenole enthalten wie in billigerem Öl.

Bei Olivenöl erster Pressung ist deshalb der günstige Effekt auf den Cholesterinquotienten besonders groß. Gutes Olivenöl zu kaufen ist daher nicht nur – wie bei gutem Rotwein – eine Frage des Geschmacks, sondern eine Investition in die Gesundheit. Immer wieder wird darauf hingewiesen, dass in Frankreich trotz fettreicher und üppiger Ernährung weniger Herzkrankheiten zu beklagen seien als bei uns, und dieses Paradox wird auf den höheren Rotweinkonsum zurückgeführt. Wenn dem so wäre, könnte mit einem Glas Rotwein mangelnder Sport, leichtes Übergewicht und falsche Ernährung ausgeglichen werden. Weil dieser Irrtum so weit verbreitet ist, hier noch einmal die Warnung: Dafür gibt es leider keinerlei Anhaltspunkte. Bei genauerer Betrachtung ist in Frankreich in den betreffenden Regionen die Zahl der Herzinfarkte und Gefäßkrankheiten deutlich gestiegen, und das liegt nicht daran, dass die Franzosen heute weniger Rotwein trinken würden, sondern daran, dass sie sich weniger bewegen, dass ihr Durchschnittsgewicht steigt und ihre Ernährung sich von der Mittelmeerdiät zum Flachlandtyp verschiebt. Der Ernährungswissenschaftler und Herzspezialist Meir Stampfer hat deshalb festgestellt, es habe nie ein Französisches Paradox gegeben, sondern nur ein Generationenphänomen.[51] Denn als in der Studie von Serge Renaud im Jahre 1992, in der das Französische Paradox zum ersten Mal beschrieben wurde, die vermeintlich unerklärbar niedrige Zahl der Herzinfarkte in Frankreich festgestellt wurde[52], war dort die Mittelmeerdiät stärker verbreitet als heute, während sich die Briten und die Deutschen schon damals schlecht ernährten. Das französische Paradox ist wahrscheinlich nur eine auf Wunschdenken basierende Illusion.

Auch andere «Wunder-Nahrungsmittel», über die in letzter Zeit viel zu lesen ist, können kein Ersatz für die Kontrolle von LDL, HDL, Gewicht und Blutdruck sein, da ihre Wirkung wissenschaftlich nicht gesichert ist. Zwar konnte die positive Wirkung solcher «Hoffnungsträger» auf Tiere gezeigt werden – so schützten Blaubeeren und das indische Gewürz Kurkuma bei Tierexperimenten vor der Demenz, Granatapfelsaft vor Herzkrankheiten, Acai-Beeren-Säfte, deren Polyphenolgehalt enorm ist und die zu horrenden Preisen nach Deutschland importiert werden, bewahrten Ratten vor Herzkrankheiten und Schlaganfällen –, aber ob all diese positiven Wirkungen sich auch beim Menschen zeigen, ist völlig unklar. Selbst beim grünen Tee wissen wir nicht, ob er die Gefäße tatsächlich besser schützt als Kaffee oder schwarzer Tee.

Auch sei noch einmal gesagt, dass Vitamine in hohen Dosierungen keinen Schutz vor Herz-und-Kreislauf-Erkrankungen bieten. Dies gilt sowohl für Vitamin C, Vitamin E und die B-Vitamine. Vitamin D hat eine gewisse Schutzwirkung vor Bluthochdruck, wenn gleichzeitig genug Kalium, Calcium und Magnesium aufgenommen werden. Ansonsten machen Vitaminpräparate nur den Urin teurer, in dem sie ausgeschieden werden. Es sieht sogar so aus, als ob bei Rauchern die Vitamine schaden, weil die Zahl der Lungenkrebserkrankungen in der ATBC-Studie um 18 Prozent erhöht war.[53] Offenbar bringen hohe Vitamingaben die körpereigene Abwehr gegen Herz-, Gefäß- und Krebserkrankungen aus dem Gleichgewicht, so ähnlich, wie ein viel zu laut gespieltes Einzelinstrument im Konzertsaal den Gesamtklang ruiniert. Entsprechendes dürfte langfristig auch für künstliche Polyphenole gelten. Aus demselben Grund könnten sich die obengenannten «Hoffnungsträger» hochdosiert sogar als schädlich erweisen. Es führt also kein Weg an einer gesunden Ernährung vorbei, und die Ernährungspyramide von Willett bietet dafür die beste Orientierungshilfe.

Was tun gegen Krebserkrankungen?

Während bis zu 90 Prozent aller Herz- und Gefäßkrankheiten durch die Befolgung der obengenannten Ratschläge verhindert werden könnten, muss man bei den Krebserkrankungen davon ausgehen, dass nur 40 Prozent unter optimalen Bedingungen durch die Umsetzung dessen, was wir heute über Krebsvorbeugung wissen, zu vermeiden wären. Auch das ist eine beeindruckende Zahl, bei der leider die Fortschritte in der Krebsbehandlung nicht mithalten können. Für viele Arten von Krebs konnte gezeigt werden, dass gesunde Ernährung dem Ausbruch der Krankheit entgegenwirkt. Der mit Abstand wichtigste Faktor ist aber auch bei Krebs das Rauchen. Während heute jedes Kind weiß, dass Rauchen Lungenkrebs verursacht – 90 Prozent der Fälle von Lungenkrebs sind darauf zurückzuführen[54] –, ist weniger bekannt, dass es auch die Entwicklung anderer Krebsarten begünstigt. So ist für Raucher das Risiko, an Kehlkopf- und Rachenkrebs zu erkranken, siebenmal so hoch wie für Nichtraucher;[55] bei Speiseröhren- und Mundhöhlenkrebs ist es immerhin noch auf das 3,5-Fache erhöht. Und die Bedeutung des Passivrauchens wird auch mit Blick auf die Krebserkrankungen unterschätzt. Bei Frauen von Rauchern liegt das Krebsrisiko um 30 Prozent höher als bei Frauen mit nichtrauchenden Partnern.[56]

Übergewicht erhöht das Risiko für viele Krebsarten. In Europa sind etwa 72 000 Krebsfälle pro Jahr allein auf das Übergewicht zurückzuführen.[57] Mangel an Bewegung ist hier ebenfalls von Bedeutung; er fördert vor allem die Entwicklung von Darmkrebs. Rund die Hälfte aller Fälle an Darmkrebs könnten durch Verhaltensänderungen vermieden werden. Dazu gehört eine ausgewogene Ernährung, mit dem Rauchen aufzuhören und leichter Sport.[58] Trotzdem lässt sich vielen Krebsarten nach dem heutigen Stand des Wissens nur schwer vorbeugen. Das gilt insbesondere für Brustkrebs. Pro Jahr erkranken circa 57 000 Frauen in Deutschland neu an Brustkrebs, und etwa 18 000 sterben an den Folgen.[59] Zu den wichtigsten Risikofaktoren gehören das frühe Einsetzen der Periode sowie das späte Einsetzen der Wechseljahre, die Einnahme der Pille, wenige oder keine Schwangerschaften und Stillzeiten sowie geringe oder fehlende Bewegung.[60]

Bei Männern ist neben dem Darmkrebs der Prostatakrebs die wichtigste Krebserkrankung. Von den 15 000 über 50-jährigen Ärzten, die sich an einer entsprechenden Studie beteiligten, sind innerhalb von zehn Jahren immerhin 2000 an Krebs erkrankt, davon die Hälfte an Prostatakrebs.[61] Weder die Gabe von Vitamin C noch die von Vitamin E hatte einen Schutzeffekt. In asiatischen Ländern ist diese Art des Krebses weitaus seltener. Man vermutet, dass dies auf die in der sojareichen Kost enthaltenen Phytoöstrogene zurückzuführen ist.[62]

Besser belegt ist, dass der Verzehr von Fleisch die Entwicklung von Darmkrebs begünstigt. Zusammen mit dem Rauchen und dem Mangel an Bewegung gehört übermäßiger Fleischkonsum also nicht nur zu den größten vermeidbaren Risikofaktoren für Gefäßkrankheiten, sondern auch für Krebs, und wenn man die vier wichtigsten Krebsarten betrachtet – Darmkrebs (Männer und Frauen), Lungenkrebs (Männer und Frauen), Prostatakrebs (Männer) und Brustkrebs (Frauen) –, sind die wirksamsten Vorbeugemaßnahmen, die Gefäßkrankheiten vermeiden helfen, auch geeignet, das Krebsrisiko zu senken: die Vermeidung des Rauchens (Lunge), Gewichtskontrolle (Brustkrebs und Prostatakrebs), Verzicht auf Fleischprodukte (Darmkrebs, Prostatakrebs und Brustkrebs) und der regelmäßige Sport (Darmkrebs und Brustkrebs). Alles andere ist weniger gut abgesichert und könnte sich in Zukunft als falsch erweisen.

Da sich Krebserkrankungen sehr viel schwerer verhindern lassen als Gefäßerkrankungen, stellt sich hier umso dringlicher die

Frage nach der Früherkennung. Wenn man die Früherkennung von Darm-, Brust- und Prostatakrebs miteinander vergleicht, ist die Darmkrebsfrüherkennung durch die Darmspiegelung ab dem Alter von 50 Jahren alle fünf Jahre sicherlich die am leichtesten zu empfehlende. 90 Prozent der Darmkrebstumoren entwickeln sich aus einer Vorstufe, den sogenannten Polypen, die bei einer Darmspiegelung entdeckt und entfernt werden können. Deshalb ist es möglich, eine ansonsten in der Hälfte der Fälle tödliche Erkrankung durch eine relativ simple Untersuchung zu verhindern.

Zwar besteht beim Eingriff die Gefahr einer Komplikation, und er bietet auch keine vollkommene Sicherheit – es gibt Polypen, die man nicht sieht oder nicht erreicht, und einige Tumoren entwickeln sich ohne Polypen, sodass man sich nach unauffälliger Darmspiegelung in Sicherheit wähnt –, aber im Großen und Ganzen ist diese Vorsorgeuntersuchung ohne Wenn und Aber jedem über 50 im Abstand von höchstens fünf Jahren zu empfehlen. Wenn eine familiäre Belastung vorliegt oder es Symptome gibt wie zum Beispiel Darmblutungen, sollte man die Untersuchung noch früher durchführen lassen. Gegen die Komplikationen hilft in erster Linie die Wahl eines spezialisierten Arztes oder einer Klinik. Leider muss man als Kassenpatient oft monatelang auf eine Vorsorgedarmspiegelung warten. Die Zahl der niedergelassenen Ärzte, die den Eingriff durchführen, ist zu gering. Privatpatienten bekommen im Regelfall unverzüglich einen Termin und können die Untersuchung außerdem in einem Krankenhaus durchführen lassen, wenn es dort einen besseren Spezialisten gibt.

Komplizierter sind die Verhältnisse beim Brustkrebsscreening. Wissenschaftlich ist gesichert, dass die Teilnahme an einem qualitätsgesicherten Brustkrebsscreening die Wahrscheinlichkeit, an Brustkrebs zu sterben, um je nach Alter bis zu 25 Prozent senkt.[63] Das gilt jedoch nicht für schlecht durchgeführte Untersuchungen, bei denen bis zu 75 Prozent der Krebsfälle übersehen werden.[64] Die Untersuchung ist also nur dann zu empfehlen, wenn sie im Rahmen eines hochwertigen Screeningprogramms erfolgt, das in Deutschland seit dem Jahre 2002 existiert. Doch selbst unter idealen Bedingungen müssen 1000 Frauen sechsmal im Abstand von zwei Jahren untersucht werden, damit *ein* tödlicher Fall von Brustkrebs vermieden werden kann. Dies bedeutet, dass die übrigen 999 Frauen keinen Gewinn von dem Programm hatten. Für viele von ihnen war die Teilnahme daran insofern sogar von Nachteil, als sie zunächst fälschlicherweise mit Brustkrebs diagnostiziert wurden und zusätzliche Untersuchungen notwendig waren, um den Verdacht zu widerlegen. Und bei einigen Frauen wurde nur die Diagnose früher gestellt, der Leidensweg war der gleiche, weil ihnen trotz früherer Diagnose nicht geholfen werden konnte. Auch sie sind Verlierer der Untersuchung, weil der dramatische Einschnitt in ihrem Leben später erfolgt wäre, wenn sie nicht am Screening teilgenommen hätten. Gewinner sind hingegen all die Frauen, denen die Untersuchung eine große Sorge nehmen konnte. Jede Frau muss selbst entscheiden, ob für sie die negativen Konsequenzen die positiven überwiegen.

Noch komplizierter und ambivalenter sind die Verhältnisse beim Screening auf Prostatakrebs mit dem sogenannten PSA-Test. Obwohl sich mit ihm die meisten Fälle von Prostatakrebs früh entdecken lassen, hat das *American College of Preventive Medicine* unlängst vor dem routinemäßigen Einsatz gewarnt. Wie in einer großen Studie aus Denver, Colorado, gezeigt werden konnte, werden die PSA-Tests zu häufig durchgeführt.[65] Dies scheint zunächst überraschend und steht im Widerspruch zu den massiven Bemühungen deutscher Urologen, den Test flächendeckend einzuführen. Die Warnung scheint mir aber angemessen und sehr wichtig zu sein. Der Test entdeckt zu viele kleine Prostatakrebstumoren, die niemals tödlich verlaufen würden und durch deren Behandlung dem Patienten mehr Nachteile als Vorteile entstehen.

Bei jedem zweiten 80-Jährigen, dessen Prostata nach dem Tod untersucht wurde, findet man Prostatakrebs. Die meisten Tumoren waren zum Zeitpunkt des Todes nicht bekannt, da sie relativ harmlos und ohne Beteiligung anderer Organe in der Prostata gewachsen sind und keine Symptome verursacht haben. Mit dem PSA-Test steigt für Männer die Wahrscheinlichkeit dramatisch, dass sie sich unnötig einer Operation oder Strahlentherapie unterziehen. Denn wenn der Wert erhöht ist und ein Prostatakrebs entdeckt wird, werden leider auch sehr viele Fälle operiert oder bestrahlt, die man niemals hätte angehen sollen. Der Druck zur Operation oder Bestrahlung nach der Diagnose ist unglaublich groß; er wird nicht nur von Ärzten ausgeübt, sondern entsteht auch im Patienten selbst, der im Wissen um die Diagnose oft keine Ruhe mehr findet.

Die beiden wichtigsten Komplikationen, zu denen es dabei kommen kann, sind Impotenz und Inkontinenz. Noch ein Jahr nach einer typischen Prostatakrebsoperation trägt jeder vierte der operierten Männer Windeln,[66] jeder zweite ist impotent.[67] Medikamente wie Viagra helfen nach Prostatakrebs viel schlechter als zum Beispiel bei Zuckerkranken, die ebenfalls häufig an Impotenz leiden. Die Lebensqualität nach einer Prostatakrebsoperation ist zu niedrig, als dass man überflüssige Eingriffe akzeptieren könnte. Der PSA-Test wird von seinen Herstellern und vielen Urologen zu unkritisch und häufig auch durch finanzielle Interessen überlagert «in die Fläche gedrückt». Ein großer Teil der wirklich gefährlichen Formen von Prostatakrebs kann auch durch die regelmäßige Tastuntersuchung und durch das Beobachten von Symptomen wie Harnstau gefunden werden.

Aufs Ganze gesehen sind die Konsequenzen für die betroffenen Männer verheerend, denn viele der Eingriffe, die ohnehin überflüssig sind, weil es sich nicht um einen lebensbedrohlichen Tumor handelte, werden auch noch unsachgemäß durchgeführt. Gerade bei Prostatakrebs-Operationen kommt es, wie gesagt, sehr auf die Erfahrung und Routine der Operationsteams an, daher sollten diese nach einer Empfehlung der Amerikanischen Krebsgesellschaft (*American Cancer Society*, ACS) mindestens 50 Eingriffe pro Jahr durchführen. Wird in Krankenhäusern mit weniger Erfahrung operiert, muss man mit noch höheren Komplikationsraten als ohnehin rechnen. Nur eine von vier Krankenhausabteilungen, die in Deutschland Prostata-Operationen anbieten, erfüllt diese Anforderung, doch die Deutsche Krankenhausgesellschaft weigert sich bislang vehement, den Eingriff auf die erfahrenen Zentren zu beschränken. Auch die Krankenkassen unternehmen nichts gegen die schlechten Einrichtungen und die überflüssigen Operationen. Eine Ausnahme ist ein gemeinsamer Aufklärungsbericht des AOK-Bundesverbands, des Deutschen Krebsforschungszentrums und der Universität Bremen als Entscheidungshilfe für oder gegen eine Untersuchung des PSA-Wertes als Früherkennungsmaßnahme. Der Bericht beschreibt sehr treffend die Lage der Patienten. Er ist meines Erachtens die beste für den Patienten verständliche Entscheidungshilfe in deutscher Sprache. Der Bericht ist im Internet einsehbar.[68]

Angesichts der niedrigen Operationsqualität kann daher der PSA-Test nur mit größter Zurückhaltung als routinemäßiger Vorbeugetest empfohlen werden. Praktisch ist folgende Vorgehensweise anzuraten: Bei Verdacht auf Prostatakrebs ist der Test im Rahmen der Untersuchungen immer notwendig und wird vom Urologen durchgeführt. Wird hingegen vom Hausarzt im Rahmen einer Routineuntersuchung der Test vorgeschlagen, sollte sich der Betreffende genau überlegen, ob er ihn wirklich machen möchte. Im Zweifelsfall sollte er mit einem Urologen *vor* dem

Test über die möglichen Konsequenzen sprechen, und zwar in aller Offenheit, insbesondere darüber, welche Einschränkung der Lebensqualität eine eventuelle Operation bedeutet. Der Patient muss wissen, dass ein positiver Test seine Lebensqualität senken kann, selbst dann, wenn er sich gegen eine Operation entscheidet.[69] Jeder Einzelne muss zum Schluss selbst entscheiden, ob er diese Früherkennung wirklich braucht, denn gerade beim PSA-Test ist der jetzige Einsatz auf jeden Fall zu unkritisch.

Alterskrankheiten bei Kindern

Jeder weiß, dass Vorbeugung bei Kindern beginnen sollte. Wie bedeutsam das ist, haben neuere wissenschaftliche Erkenntnisse noch einmal bestätigt. Wir wissen heute, dass die Gesundheit von Erwachsenen stark davon abhängt, welchen Risikofaktoren sie als Kinder ausgesetzt waren. Der Grund liegt darin, dass gesundheitsschädliche Einflüsse auf Kinder weitaus verheerender wirken als auf Erwachsene: Wird das noch nicht ausgewachsene Gewebe in Mitleidenschaft gezogen, ist es schwach und anfällig für weitere Beschädigungen. Ein gutes Beispiel sind die Schlagadern am Hals, von deren Qualität es entscheidend abhängt, ob wir später einen Schlaganfall bekommen oder eine Demenz entwickeln. Sie werden bei jedem Menschen in der Regel von Jugend an Jahr für Jahr etwas schlechter. Mit einer Ultraschalluntersuchung lässt sich die Dicke des Mantels der Ader messen. Neuere Untersuchungen in den Vereinigten Staaten zeigen, dass übergewichtige 13-Jährige bereits die Aderqualität von 45-Jährigen aufweisen.[70] Da sich Schäden bei einem einmal eingetretenen Vorschaden beschleunigen, werden diese Kinder wahrscheinlich mit 30 die Adern von 80-Jährigen haben.

Die derzeitige Epidemie von Übergewicht, Bewegungsmangel,

erhöhten LDL-Cholesterin- und Blutdruckwerten ist ohne jedes Beispiel in der Geschichte und wird dafür sorgen, dass die jetzige Generation der Kinder auch in Deutschland die erste ist, die eine schlechtere Gesundheit als ihre Eltern zu erwarten hat. Zum ersten Mal beobachten wir schon bei 14-Jährigen den sogenannten Alterszucker, Typ-2-Diabetes, der sonst nur bei über 60-Jährigen auftrat und bei optimaler Gewichtskontrolle sowieso in den meisten Fällen verhindert werden kann. Auch sehen wir zum ersten Mal Schlaganfälle bei Kindern, deren Adern im Gehirn bereits verstopft sind. Prof. Thomas Danne vom Kinderkrankenhaus Bult in Hannover schätzt, dass in Deutschland rund 150 000 Kinder und Jugendliche bereits unter erhöhtem Bluthochdruck leiden.[71]

Der ehemalige Taekwondo-Lehrer meines Sohnes stöhnte einmal, dass die Kinder heute selbst dann nicht mehr über ein Seil springen können, wenn es auf dem Boden liege. Das ist leider nicht ganz falsch. Wir steuern, was die Gesundheit der nächsten Generation angeht, auf eine Katastrophe zu; vor allem Gefäßkrankheiten und damit wenig später auch die Demenz werden in ungeahntem Ausmaß zunehmen. Dies betrifft besonders die Kinder aus bildungsfernen Schichten und aus Migrantenfamilien. Die Unterschiede im Gesundheitsverhalten nach der Herkunft sind in Deutschland besonders groß.[72]

Genau wie im Bildungssystem müssten wir in den frühen Lebensphasen mit der Vorbeugung beginnen. Während die Kinder der Privilegierten so ernährt werden, dass sie eine optimale Entwicklung ihres Gehirns und Körpers zu erwarten haben, und mit Englischkursen für Babys und Mandarin für Grundschüler in jeder Hinsicht auf die Zukunft vorbereitet werden, vernachlässigen wir diese Kinder zu einem Zeitpunkt, wo sie sich selbst noch nicht helfen können. Dabei entstehen Schäden, die später nicht mehr auszugleichen sind. Da sich aber kein Kind seine

Eltern oder sein familiäres Umfeld aussuchen konnte, ist das ein nicht zu akzeptierendes Unrecht. Hier müsste der Staat stärker zum Schutz der Kinder eingreifen. Dazu gehören konsequente Maßnahmen gegen die Versuche der Tabakindustrie, bereits Kinder im Alter von 10 bis 14 Jahren zu Dauerkunden durch frühe Abhängigkeit zu machen, eine konsequent gesunde und kostenlose Versorgung der Kinder mit Essen in Ganztagsschulen und die Förderung des Schulsports.

Es darf nicht sein, dass die Kinder, die das Gymnasium besuchen, die besten Chancen und die beste Gesundheit haben und die Kinder der Hauptschule so viel schlechter dastehen. Der Staat muss Chancengerechtigkeit durch maximale Förderung der Benachteiligten in Bildung und Gesundheit im Kindesalter sicherstellen. Er kann sich bei dieser Aufgabe auch nicht hinter der Autonomie oder der Pflicht der Eltern verstecken. Die Eltern der betroffenen Kinder wissen in der Regel zu wenig, haben viele Probleme, sind oft arm und können dieser Verantwortung ohne die Unterstützung des Staates nicht ausreichend gerecht werden. Welche Mutter weiß schon, dass eine 13-jährige Schülerin ihr Risiko für Brustkrebs erhöht, wenn sie raucht? Keine Mutter sieht es gerne, wenn ihr Kind raucht. Aber viele Mütter denken, dass das Kind später wieder aufhört. Wer weiß schon, dass man sich als Kind durch das Rauchen in nur zwei bis drei Jahren schwerste bleibende Schäden einhandeln kann, die sich nicht «auswachsen»? Welcher Vater weiß schon, dass die Wahrscheinlichkeit, dass sein stark übergewichtiger Junge im Alter von 40 Jahren an Bluthochdruck leiden wird und dann für den Rest seine Lebens Medikamente nehmen muss, bei 90 Prozent liegt? Daher müssten die wichtigsten Erkenntnisse der Vorbeugemedizin auch in den Schulen unterrichtet werden. Dies wird an den meisten amerikanischen Schulen, insbesondere in reicheren Stadtteilen, mittlerweile getan.

Sogar schon vor der Geburt werden Kinder gesundheitlich geschädigt. Wenn während der Schwangerschaft geraucht wird, steigt das Asthmarisiko des Kindes. Wird es nur wenig zu früh geboren und ist zu leicht, steigt sein Risiko, später an Bluthochdruck oder an der Zuckerkrankheit zu leiden. Wachsendes Gewebe ist eben besonders empfindlich für jede Schädigung, und das gilt vor allem für das Wachstum vor der Geburt. Im Prinzip bildet das Gewebe vor der Geburt in den Organen Reserven, die im Laufe des Lebens verbraucht werden. Werden aber zum Beispiel weniger Nierenbausteine im Mutterleib gebildet, weil die Geburt zu früh erfolgt oder durch Tabak oder falsche Ernährung die Entwicklung des Gewebes nicht komplett abgeschlossen wird, fehlt es später an Reserven.

Die Nierenfunktion wird im Laufe des Lebens immer schwächer, sie ist bei einem 70-Jährigen nur halb so gut wie bei einem 20-Jährigen, und im Alter von 80 Jahren müssen fast alle Menschen die Reserven voll mobilisieren. Bei denjenigen, die entweder zuckerkrank sind oder einen zu hohen Blutdruck haben, sind sie früher verbraucht. Daher leiden immer mehr ältere Menschen an Niereninsuffizienz und sind auf Dialyse angewiesen, die dreimal pro Woche mit Kosten von durchschnittlich 50000 Euro pro Jahr durchgeführt werden muss. Diejenigen, die heute die Reserve ihrer Nierenfunktion im Alter erreichen, haben in ihrer Kindheit und vor der Geburt noch viel bessere Voraussetzungen gehabt als viele Kinder von heute. Die Zahl der Mütter, die rauchen, ist deutlich hoher als vor 60 Jahren. Auch in der Kindheit gab es kaum Übergewicht oder Bewegungsmangel, und es wurde nicht mit zwölf Jahren schon geraucht. Die Kinder von damals, von denen jetzt trotzdem viele an Niereninsuffizienz leiden, hatten viel höhere Reserven zumindest als die Kinder von heute, die übergewichtig sind, früh rauchen oder sich zu wenig bewegen. Die vom Robert Koch-Institut durchgeführte «KiGGS-Studie zur Gesundheit von Kindern und Jugendlichen in Deutschland» zeigte, dass 15 Prozent der Kinder und Jugendlichen zwischen drei und 17 Jahren übergewichtig sind. Das entspricht etwa 1,9 Millionen übergewichtigen Kindern und Jugendlichen in Deutschland. Verglichen mit dem Zustand vor rund 20 Jahren, gibt es heute 50 Prozent mehr Kinder und Jugendliche mit Übergewicht, und sogar doppelt so viele leiden unter Fettleibigkeit (Adipositas). Die Raucherquote liegt schon bei den 13-Jährigen bei 8,5 (Jungen) beziehungsweise 7,8 Prozent (Mädchen) und steigt in der Altersgruppe der 14- bis 17-Jährigen sprunghaft an: Fast jeder Dritte von ihnen gab an zu rauchen; bei den 17-Jährigen lag der Anteil der Raucher sogar bei 43,3 (Jungen) beziehungsweise 42,0 Prozent (Mädchen).[73]

Wir müssen also damit rechnen, dass die schlechte gesundheitliche Situation gerade der Kinder aus benachteiligten Gruppen in Zukunft zu einer deutlichen Zunahme schwerer chronischer Erkrankungen führt. Daher müssten die Hochrisikokinder im Rahmen der Routineuntersuchungen systematisch identifiziert und unterstützt werden. Den Eltern muss erklärt werden, wie wichtig es für diese Kinder ist, sich viel zu bewegen, kein Übergewicht zu entwickeln, nicht zu rauchen und sich gesund zu ernähren.

Risiko Depression

Abschließend soll noch auf Depressionen eingegangen werden. Sie sind eine überaus bedeutsame Krankheit, deren Bedeutung stark unterschätzt wird und die in Deutschland erheblich unterversorgt ist. Von allen Volkskrankheiten zerstören die Depressionen in Deutschland die meisten Lebensjahre mit guter Lebensqualität, und zwar unmittelbar, während andere chronische Krankheiten dies nur mittelbar tun, indem sie zu Schmerzen und

Leiden an der Krankheit führen. Eine schwere Depression reduziert dabei die Lebensqualität stärker als eine Krebserkrankung. Bekannt ist auch, dass viele chronische Krankheiten ihrerseits eine Depression nach sich ziehen. Dies gilt insbesondere für Herzinfarkte und Schlaganfälle.

Nach einem Schlaganfall ist die Mehrheit der Betroffenen innerhalb eines Jahres depressiv. Das hängt damit zusammen, dass der Gehirnstoffwechsel durch den Schlaganfall verändert wird. Weshalb Herzinfarkte und Operationen am Herzen so oft zu einer Depression führen, ist nicht abschließend untersucht, doch auch Herzpatienten leiden an der folgenden Depression in der Regel stärker als an der Herzkrankheit selbst. Viele Angehörige oder auch Ärzte glauben, es sei «normal», dass ein Patient nach einem Herzinfarkt niedergeschlagen ist, und erkennen nicht, dass eine klinische Depression vorliegt, die behandelt werden müsste.

Noch weniger bekannt ist, dass Depression ein wichtiger Risikofaktor für Herzkrankheiten, Schlaganfälle und eine spätere Demenz ist. Die Mehrzahl der Menschen mit Depressionen wird über kurz oder lang an einer dieser drei Erkrankungen leiden. Auch hier liegen die medizinischen Zusammenhänge noch im Verborgenen. Es könnte sein, dass durch die Depression das Gehirn in einigen Bereichen schlechter durchblutet wird. Auch ist denkbar, dass die schlechtere Durchblutung die Depression verursacht. Neuere Erkenntnisse zeigen, dass Depressionen das gefährliche Bauchfett vermehren, mit den obengenannten Konsequenzen. Dabei wirken die Patienten oft schlanker, als sie sind, da insbesondere das Fett im Inneren des Bauches, um die Organe herum, wächst. Vielleicht führen mehr Stresshormone im Blut der Depressiven dazu. Auch rauchen Depressive statistisch gesehen mehr und bewegen sich weniger; ihre CRP-Werte sind oft erhöht, ebenso wie ihre LDL-Werte, und das LDL greift die Gefäße stärker an.

Sicher aber ist, dass es sich um einen Teufelskreis handelt. Ist die Durchblutung im Gehirn erst einmal reduziert, wird sie durch die Depression weiter verschlechtert, was sich wiederum negativ auf die Depression auswirkt. Da bei Depressionen die Produktion bestimmter Hormone zunimmt, welche die Gefäße schädigen, steigt das Risiko eines Herzinfarkts. Darüber hinaus wird bei Depressiven der oben bereits erwähnte Reparaturmechanismus der Gefäße heruntergeregelt, sodass die entstehenden Gefäßschäden auch noch schlechter repariert werden.

Was ist also zu tun? Die Vorbeugung von Depressionen ist schwierig, es gibt kaum gesicherte Erkenntnisse. Noch am besten wissenschaftlich belegt ist, dass regelmäßiger Sport dazu beiträgt, Depressionen zu verhindern, auch wenn man nicht genau weiß, ob er die Gehirndurchblutung verbessert oder ob schützende Botenstoffe im Gehirn freigesetzt werden. Jedenfalls hilft Sport sowohl Depressionen zu vermeiden, als auch sie zu behandeln. Dabei kann der gleiche Ausdauersport eingesetzt werden mit niedriger Belastung, der gegen Herzkrankheiten schützt. Zweitens weiß man, dass Menschen, die regelmäßig Fisch essen, seltener an Depressionen erkranken; vielleicht kann die Wirkung auch durch Fischöl erreicht werden. Die darin enthaltenen Fettsäuren tragen dazu bei, den Verfall und Funktionsverlust der Gehirnzellen zu vermeiden. Bei länger bestehender Depression beginnt das Gehirn, in wichtigen Bereichen zu schrumpfen. Gleichzeitig verschlechtert dieser «Substanzverlust» die Depression. Und drittens weiß man, dass ein funktionierendes soziales Netzwerk mit Familie und Freunden vor Depressionen schützt; wenn solche Netze zusammenbrechen, zum Beispiel nach Scheidungen oder dem Verlust des Arbeitsplatzes, ist häufig eine Depression die Folge.

Alles in allem lässt sich Depressionen genau wie Krebserkrankungen nur zum Teil vorbeugen; es ist auch hier nicht so wie bei den Gefäßkrankheiten, wo die Spielräume der Vorbeugung am größten sind. Genetische Faktoren spielen eine besondere Rolle – das Risiko der Depressionen ist relativ stark erblich. Besonders wichtig ist daher die Früherkennung. Da sich Depressionen recht gut durch Medikamente und insbesondere eine Psychotherapie behandeln lassen, zumindest wenn sie früh entdeckt werden, ist es eine der wichtigsten Formen der Unterversorgung in unserem Gesundheitssystem, dass wir hier so wenig unternehmen. Selbst Hausärzte sind oft nicht in der Lage, zwischen einer normalen Stimmungsschwankung und einer Depression zu unterscheiden, und übersehen diese leider viel zu oft. Sie müssten dafür deutlich besser aus- und fortgebildet werden. Wer sich fragt, ob er an einer Depression leidet, kann zunächst einen Selbsttest machen, der auf einschlägigen Internetseiten angeboten wird, zum Beispiel der Test nach Prof. Ulrich Hegerl, einem Spezialisten für die Früherkennung von Depressionen, auf «focus-online».[74] Ergeben sich dabei Hinweise auf eine Depression, sollte man sich von einem Neurologen oder Psychiater untersuchen lassen.

Depressionen sind, anders als Prostatakrebs, nicht mit einfachen Laboruntersuchungen zu diagnostizieren. Psychiater und Psychotherapeuten, die solche Patienten behandeln, sind berufspolitisch oft schwach vertreten, sie gehören zu den am schlechtesten bezahlten Ärzten. Daher fehlen sie oft in den Problembezirken von Großstädten und auf dem Land, wo es aber viele Patienten mit unentdeckter Depression gibt. Es wäre ein Segen, wenn man mehr Menschen mit Depression helfen könnte. Die Arbeit gerade mit depressiven Menschen aus sozial benachteiligten Schichten ist Schwerstarbeit, stiftet aber medizinisch einen enormen Nutzen. Die Gesellschaft muss die Behandlung von «Krankheiten zweiter Klasse», die mit Tabus und sozialen Stigmen behaftet sind, besser bezahlen und die hier tätigen Ärzte und Betroffenen besser unterstützen. Die Depression ist die am stärksten unterbehandelte Volkskrankheit in Deutschland. Weil sich die sozialen Netze in unserer Gesellschaft mehr und mehr auflösen, die Vereinsamung in den Großstädten zunimmt und Migranten sowie ältere Menschen ganz allgemein besonders anfällig für Depressionen sind, werden diese in Zukunft eine enorme Bedeutung bekommen.

3. ERNSTFALL KRANKHEIT: DER UMGANG MIT ÄRZTEN, KRANKEN-HÄUSERN UND MEDIKAMENTEN

Hausärzten kommt eine zentrale Bedeutung für die Gesundheit der Bevölkerung zu. Denn sie sind es, die in Zusammenarbeit mit den Patienten Krankheiten wie Bluthochdruck, Diabetes, Herzinfarkte, Krebserkrankungen und Depressionen schon in frühen Stadien diagnostizieren und eine rechtzeitige Behandlung einleiten können. Dazu müssten sie sich deutlich stärker auf der Grundlage des verfügbaren medizinischen Wissens mit den Risikofaktoren der Patienten auseinandersetzen. Dies könnte ihnen zahlreiche aufwendige und kostspielige Behandlungen durch Fachärzte ersparen, die oft erst dann konsultiert werden, wenn die Erkrankung schon weit fortgeschritten ist.

Leider stehen diesem Ideal in der Realität eine Menge Faktoren entgegen. Viele Patienten haben gar keinen Hausarzt, sondern sind bei mehreren Spezialisten gleichzeitig in Behandlung, die häufig nichts voneinander wissen und sich daher auch nicht austauschen können. Ein besonderes Problem haben Frauen. Die meisten von ihnen denken, dass ihr Gynäkologe automatisch ein guter Hausarzt sein muss, was sich leider häufig als Irrglaube erweist. Es ist eine Tatsache, dass Frauen von Herz-und-Kreislauf-Erkrankungen weitaus stärker bedroht sind als von Krebs: Herzinfarkte und Schlaganfälle führen auch bei ihnen häufiger zum Tod als zum Beispiel Brustkrebs oder Gebärmutterkrebs. So starben 2007 beinahe doppelt so viele Frauen am Herzinfarkt als an Brustkrebs.[1] Viele Frauenärzte vernachlässigen jedoch diese Erkrankungen und deren Risikofaktoren – mit fatalen Folgen. Frauen gehen nicht selten davon aus, dass ihr Gynäkologe, den sie regelmäßig aufsuchen, sämtliche medizinischen Probleme und Anliegen gleich mitversorgen kann. Diese Fehleinschätzung trägt dazu bei, dass Zuckerkrankheit, Bluthochdruck, schlechte Cholesterinwerte nicht oder zu spät behandelt werden. Dabei hätten gerade Gynäkologen durch die regelmäßigen Besuche ihrer Patientinnen einen einmalig guten Zugang zu Frauen in einer Altersgruppe, bei der Vorbeugung besonders sinnvoll wäre. Leider wird dieses kritische Zeitfenster viel zu selten genutzt. Kaum eine Frau in mittlerem Alter kennt ihren LDL- oder gar den HDL-Cholesterinwert. Allenfalls sind ihnen die relativ bedeutungslosen Ergebnisse für das Gesamtcholesterin bekannt.

Im zweiten Kapitel wurde bereits auf die zentrale Rolle der Blutdruckkontrolle hingewiesen. Wenn Blutdruckwerte von Frauen um die fünfzig erhöht sind, bezeichnen Gynäkologen diesen Umstand gern als Erhöhung im Rahmen des Klimakteriums. Frauen, die in den Wechseljahren nicht behandelt werden, gehen deshalb häufig davon aus, dass die Erhöhung ihrer Blutdruckwerte nach den Wechseljahren von selbst wieder verschwindet. Auch wenn dies tatsächlich immer wieder vorkommt, bleiben bei der Mehrzahl der Patientinnen die Werte schlecht und steigen sogar noch an. Bereits mit sechzig Jahren haben daher 75 Prozent der Frauen in Deutschland einen Bluthochdruck, der Herzinfarkte verursachen, die Gehirngefäße schädigen und Demenz vorantreiben oder sogar verursachen kann.[2] Aufgrund der Selbstregulation bei einer kleinen Gruppe von Patientinnen wird die Krankheit Bluthochdruck von Frauenärzten leider oft verharmlost und somit die Möglichkeit einer rechtzeitigen Behandlung verspielt. Die weitere Verschlechterung der Werte könnte indes häufig abgewendet werden, wenn man in den ersten Monaten oder zumindest Jahren nach der Entstehung eines Bluthochdrucks etwas gegen diesen unternähme – mit Ernährungsumstellung, Bewegung und falls nötig Medikamenten.

Weil Herzinfarkte zumindest bis zum siebzigsten Lebensjahr bei Frauen deutlich seltener sind als bei Männern, wird ein bestehender Bluthochdruck bei ihnen oft vernachlässigt und weniger konsequent behandelt. Dabei ist zu bedenken, dass Frauen ein höheres Demenzrisiko haben als Männer,[3] das durch unbehandelten Bluthochdruck noch zusätzlich steigt. Die erhöhten Cholesterinwerte von Frauen werden jedoch nicht so ernst genommen wie bei Männern, weil auch hier das zunächst geringere Infarktrisiko betrachtet wird. Dabei beschleunigen erhöhte LDL-Werte ebenfalls die Entstehung einer Demenz. Aktuelle Daten belegen, dass 92,7 Prozent der Frauen in der Altersgruppe 61 bis 70 Jahre unter einer Fettstoffwechselstörung leiden. 58,6 Prozent von ihnen wussten nichts davon. Bei den Männern in derselben Altersgruppe liegt der Anteil der nicht bekannten Fettstoffwechselstörung zwar noch höher (64,3 Prozent), aber dafür beträgt in dieser Gruppe der Anteil derer, bei denen die Fettstoffwechselstörung medikamentös kontrolliert wird, 32,3 Prozent, deutlich mehr als bei den gleichaltrigen Frauen (23,4 Prozent).[4] Bei Frauen werden also erhöhte LDL-Cholesterinwerte sehr viel schlechter behandelt als bei Männern. Schon mit einer gezielten Umstellung der Ernährung könnte vielen dieser Frauen geholfen werden.

Da die genannten Risikofaktoren nicht zwangsläufig mit gleichzeitigem Übergewicht einhergehen, glauben Patientinnen, die weder rauchen noch übergewichtig sind, häufig, leicht erhöhte Blutdruck- und Cholesterinwerte würden ihnen nicht sonderlich schaden. Dies mag für das Herzinfarktrisiko im Einzelfall zutreffen, aber vor Demenz schützt Normalgewicht Frauen mit erhöhten LDL-Werten und Bluthochdruck überhaupt nicht. Achtzig

Prozent (!) der Frauen, die stationär in ein Pflegeheim aufgenommen werden, leiden unter Demenz. Bei vielen von ihnen wäre diese Erkrankung vermeidbar gewesen, aber die wenigsten ahnten, dass ein Zusammenhang zwischen ihren Blutdruckwerten und dem Demenzrisiko besteht.

In der Vergangenheit haben manche Gynäkologen mehr Schaden als Nutzen in der Vorbeugung und Früherkennung angerichtet, zumindest im Bereich der Gefäßerkrankungen und der Brustkrebsfrüherkennung, indem sie die Gefahr von Gefäßerkrankungen unterschätzten, während gleichzeitig zu häufig versucht wurde, Brustkrebs durch eine Tastuntersuchung zu entdecken. Diese Art von Diagnose ist nicht nur wissenschaftlich wertlos, da die Untersuchung statistisch nicht zu einer Senkung der Brustkrebssterblichkeit beiträgt, sie hat zudem viele Frauen von der wissenschaftlich gesicherten Screeningmammographie abgehalten. Auch mit Ultraschalluntersuchungen der Brust kann man keinen Brustkrebs zuverlässig entdecken, dennoch werden sie bis heute zu oft durchgeführt.

In der Gefäßversorgung haben deutsche Gynäkologen besonders unkritisch und häufig Hormonersatzpillen eingesetzt, für deren Wirksamkeit es bis heute keinerlei wissenschaftliche Belege gibt. Im Jahr 2002 wurde durch die amerikanische *Women's Health Initiative* nachgewiesen,[5] dass die Hormonersatztherapie sogar Herzinfarkte und Schlaganfälle verursachen kann.[6] Nach etwa fünf Jahren wurde die Studie im Jahr 2002 vorzeitig beendet. Die gesundheitlichen Risiken der Einnahme von Hormonen waren höher als der Nutzen. Wie wenig Frauenärzte manchmal über die Vorbeugung von Herzkrankheiten bei Frauen wissen, weil ihnen die einschlägigen Studien nicht bekannt sind, wurde mir in einem Gespräch mit einem Gynäkologen und seinerzeit stellvertretenden Vorsitzenden einer großen Kassenärztlichen Vereinigung bewusst. Wir diskutierten in meinem Institut über den Wert der Hormonersatztherapie bei Frauen; das war noch vor der Veröffentlichung der obengenannten Studie der *Women's Health Initiative*. Obwohl es damals – wie heute – keinen einzigen Beleg für den Nutzen einer solchen Therapie gab, beharrte mein Gesprächspartner auf seiner Position, dass die Hormone Frauen vor Herzkrankheiten und sogar Demenz schützen. Staunend strich ich endgültig die Segel, als er ausführte, von der Wirkung derart überzeugt zu sein, dass er als Mann die Hormone selbst einnehme.

Heute sieht die Lage glücklicherweise anders aus: Nur die wenigsten Gynäkologen dürften noch an den Gefäßschutz der Hormonersatztherapie glauben. Gleichwohl empfehlen Gynäkologen nach wie vor ihren Patientinnen die Routine-Mammographie in der Röntgenpraxis eines Radiologen außerhalb der qualitätsgesicherten Screeningprogramme, auch das zum Schaden ihrer Patientinnen.

Auch wenn es viele gut ausgebildete und engagierte Gynäkologen in Deutschland gibt, die ihre Stärken und Grenzen genau kennen, ist es beunruhigend, dass sie für ihre Patientinnen zunehmend den Hausarzt ersetzen. Denn die meisten Gynäkologen sind mit der Früherkennung und Vorbeugung von Herz- und Gefäßerkrankungen, Diabetes, Depressionen und nichtgynäkologischen Krebserkrankungen weniger vertraut als ein gut ausgebildeter Allgemeinmediziner oder Internist, der als Hausarzt arbeitet.

Eine ähnlich problematische Entwicklung zeichnet sich bei Urologen ab, die sich zunehmend als «Männerärzte» zu profilieren versuchen. Auch bei ihnen ist eine Hinwendung zu bedenklichen Diagnose- und Therapiemethoden zu beobachten. So kommen in urologischen Praxen neben der zweifellos sinnvollen Tastuntersuchung der Prostata zunehmend die umstrittenen PSA-Messungen zum Einsatz. Zudem haben Urologen – zusammen mit der pharmazeutischen Industrie – die neue Erkrankung PADAM (für *partial androgen deficiency in the aging male*, also «partielles Sexualhormon-Defizit beim alternden Mann») erfunden, so etwas wie die männlichen Wechseljahre. Demnach begünstigen die bei Männern im Alter fallenden Testosteronwerte angeblich die Entstehung von Depressionen, Herzinfarkten und Potenzproblemen, wogegen Testosteronpflaster oder Einreibegel helfen sollen. Diese Annahme ist allerdings auf Grundlage der bislang vorliegenden Studien wissenschaftlich nicht haltbar. Bewiesen ist lediglich, dass die Testosteronwerte beim Mann ab vierzig um etwa ein Prozent pro Jahr sinken und dass dies durch Übergewicht noch beschleunigt wird. Ob Testosteronpräparate in diesem Zusammenhang von irgendeinem Nutzen sind oder möglicherweise sogar das Risiko für Prostatakrebs erhöhen, ist noch völlig unklar. Die Parallelen zur Hormonersatztherapie, die vor etwa fünfzehn Jahren Frauen aufgedrängt wurde, sind erschreckend – und die Folgen könnten ähnlich katastrophal sein.

Selbst wenn man von den beschriebenen Fehlentwicklungen absieht, ist es für die Patienten unabdingbar, zusätzlich zum Gynäkologen oder Urologen einen guten Hausarzt zu haben. Dies gestaltet sich allerdings zunehmend schwerer, da die Zahl der Hausärzte – egal ob Allgemeinmediziner oder Internist – sinkt. Deutschland hat zwar eine hohe Arztdichte mit 3,5 Ärzten auf 1000 Einwohner,[7] aber bei den Hausärzten ergibt sich ein anderes Bild. Nur in Norwegen ist die Quote der Hausärzte im Vergleich zu den Fachärzten noch niedriger als bei uns.

Die Gründe liegen auf der Hand: Die Tätigkeit als Hausarzt gilt von jeher unter Medizinern als wenig prestigeträchtig; Hausärzte werden im Durchschnitt am schlechtesten bezahlt; sie sind mit schwierigen Arbeitsbedingungen konfrontiert, müssen Hausbesuche, Nacht- und Notdienste übernehmen und sich oft in

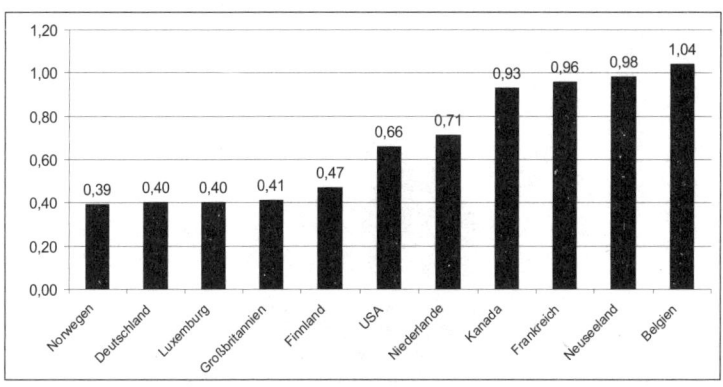

Praktizierende Hausärzte pro praktizierende Fachärzte[8]

weniger attraktiven Städten und Landkreisen niederlassen. Darauf, dass sie trotzdem im Einkommensranking an letzter Stelle liegen, wurde bereits hingewiesen: Sie wurden bezahlt wie niedergelassene Ärzte zweiter Klasse. Erst seit den Reformen der rotgrünen Regierung unter Gesundheitsministerin Andrea Fischer, später fortgeführt von Ulla Schmidt, hat sich ihre wirtschaftliche Lage im Vergleich zu den Fachärzten etwas gebessert, und weitere Reformschritte sind auf dem Weg. Dennoch reichen diese Mittel nicht aus, um mehr Mediziner für die Tätigkeit als Hausarzt zu begeistern.

Zum Ausgleich für die oft längeren Arbeitszeiten und die geringeren Möglichkeiten, sich in Wissenschaft und Forschung zu engagieren, müssten Hausärzte eigentlich besser bezahlt werden als Fachärzte, damit man genügend Mediziner für diesen Beruf gewinnen kann. Heute interessieren sich nur noch 17 Prozent der Medizinstudenten für den Beruf des Hausarztes,[9] was sich auch im stetig steigenden Durchschnittsalter der praktizierenden Hausärzte niederschlägt. Gelingt es nicht, in den nächsten zehn

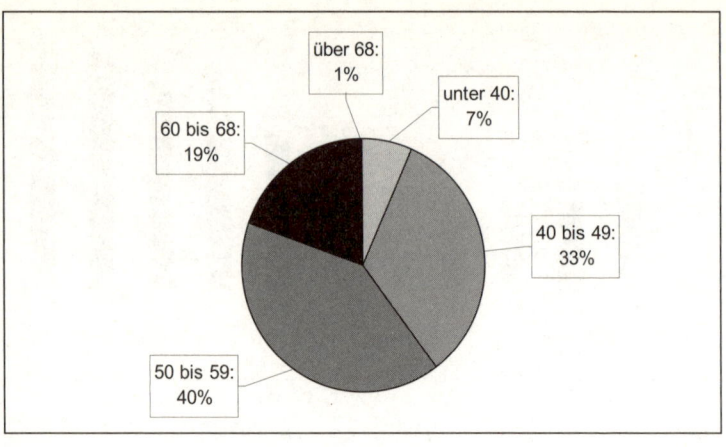

Altersstruktur der Hausärzte zum 31. Dezember 2007[10]

Jahren die Zahl der neuen Hausärzte zu erhöhen, ist die Präventionsoffensive zum Scheitern verurteilt.

Ein weiteres Problem, über das man in der Öffentlichkeit nicht gern spricht, ist die oft nicht optimale Ausbildung mancher Hausärzte. Mit dem Argument, man müsse froh sein, dass sich trotz der schlechten Bezahlung noch Ärzte finden, die bereit sind, eine Hausarztpraxis zu führen, wird nicht selten von den bestehenden Qualitätsproblemen abgelenkt. Doch dies ist nur ein schwacher Trost für den Patienten, dem schließlich daran gelegen ist, von einem möglichst kompetenten Arzt behandelt zu werden. Bis zum Jahr 2003 musste ein Hausarzt keine vollständige Facharztausbildung absolviert haben,[11] und bis in die neunziger Jahre hinein reichte ein abgeschlossenes Medizinstudium aus, um hausärztlich tätig zu sein und sich als sogenannter praktischer Arzt niederzulassen.

Als Student unterschätzte man schon immer leicht den zentralen Wert der hausärztlichen Tätigkeit, der einem während des

Medizinstudiums auch nicht vermittelt wird. Die Vorbilder für ehrgeizige Medizinstudenten sind die Oberärzte und Professoren von Universitätskliniken, nicht niedergelassene Hausärzte, deren Praxis man im Rahmen des Medizinstudiums nur für wenige Tage kennenlernt. Die meisten Universitätsprofessoren haben vom Kenntnisstand der niedergelassenen Hausärzte nicht die allerhöchste Meinung, und diese Einschätzung bleibt auch dem Medizinstudenten nicht verborgen. In der Universitätsklinik wird man mit faszinierenden, komplizierten und seltenen Fällen konfrontiert, denen gegenüber der Alltag eines Hausarztes auf den ersten Blick wenig Spannendes zu bieten hat.

Auch ich war wie viele andere während meines Medizinstudiums zunächst auf die prestigeträchtigen Tätigkeiten eines Facharztes oder Forschers fixiert und wäre damals nie auf die Idee gekommen, Hausarzt zu werden. Diese Überheblichkeit, die sicher auch auf Unkenntnis zurückzuführen ist, begegnet mir auch heute noch bei den Medizinstudenten, die an der Universität Köln studieren und von uns in Gesundheitsökonomie ausgebildet werden. Die Situation wird sich erst dann ändern, wenn wir im Studium die zentrale Rolle der Hausärzte für die Gesundheit der Bevölkerung herausstellen, den Beruf besser bezahlen und den Vorbeugeaspekt durch einen besonderen Schwerpunkt in der Ausbildung ins Zentrum stellen.

Glücklicherweise gibt es durchaus Entwicklungen, die in die richtige Richtung weisen. So wurden in der Ausbildung zum Facharzt für Allgemeinmedizin in den letzten Jahren massive Fortschritte erzielt. Auch haben sich viele sehr gut ausgebildete Internisten für eine Tätigkeit als Hausarzt entschieden. Wenn man noch keinen Hausarzt hat oder den Hausarzt wechseln will, sollte man bedenken, dass jüngere Hausärzte in der Regel eine bessere Ausbildung genossen haben, die zudem weniger lange zurückliegt. Trotzdem kann man nicht grundsätzlich sagen, dass jüngere Hausärzte besser sind. So gibt es auch ältere Hausärzte, die sich ständig fortgebildet haben, auf dem aktuellen Stand der Wissenschaft praktizieren und über eine enorme Erfahrung verfügen. Auf der anderen Seite kommen in Deutschland zu häufig völlig veraltete Medikamente zur Anwendung, deren medizinischer Wert nie belegt werden konnte und die im Ausland nicht verschrieben werden dürfen, weil sie es dort nicht auf die Positivliste der Medikamente geschafft haben. Eine solche Liste gibt es in Deutschland nicht, weshalb für solche Arzneimittel oft nur noch hierzulande ein Absatzmarkt besteht. Jüngere Ärzte, die studiert haben, als von diesen Medikamenten schon zu Recht niemand mehr sprach, dürften sich häufiger für moderne, wirkungsvolle Alternativen entscheiden. Dazu gibt es aber keine Untersuchungen in Deutschland.

Vor ungefähr zehn Jahren hat es in unserem Land einen bedeutsamen Umbruch in der Ausbildung von Ärzten gegeben. Gegen den Widerstand vieler Fachgesellschaften und Ärztelobbyisten hat die sogenannte Evidenzbasierte Medizin (EbM) auch die deutschen Universitäten und Krankenhäuser erreicht. Im Rahmen der Evidenzbasierten Medizin werden Medikamente und Untersuchungen bevorzugt, deren Wirksamkeit durch wissenschaftliche Studien besonders gut abgesichert ist. Das mag zunächst banal klingen, ist es aber in der Praxis keineswegs. Ein Arzt, der sich nicht um diese Prinzipien kümmert, favorisiert nach wie vor Mittel, die er aus veralteten Lehrbüchern kennt, und vertraut bei neueren Präparaten den einseitigen Darstellungen von «Mietmäulern», die der Pharmaindustrie nahestehen.

Auch wird er eher den Nutzen der Medikamente oder Therapien unterstellen, wenn nur minderwertige Studien über ihre Wirksamkeit vorliegen. Einfach ausgedrückt, lehrt die Evidenzbasierte Medizin den Arzt, wie man den Nutzen eines Medikaments oder einer Operation tatsächlich bestimmen und wann er als gesichert gelten kann. Dabei bezieht sich der Arzt zum Beispiel auf sogenannte Cochrane-Reviews, das sind pharmaindustrie-unabhängige Bewertungen aller zu einem Thema vorliegenden Studien. Mit den Mitteln moderner Statistik und unter Berücksichtigung von Qualität und Größe der vorliegenden Studien wird geprüft, was tatsächlich als medizinisch bewiesen gelten kann.[12]

Die Entwicklung der Evidenzbasierten Medizin gleicht einer Revolution, die langfristig eine größere Bedeutung haben wird als die Entdeckung des Penicillins. Bis zu ihrem Aufkommen hat man völlig unterschätzt, wie häufig in der Praxis ohne medizinischen Nutzen untersucht oder behandelt wird. Man geht davon aus, dass in Deutschland allein 2007 mehr als vierzig Millionen Mal Arzneimittel ohne wissenschaftlich belegten Nutzen verschrieben wurden.[13] Ein Beispiel ist Ginkgo biloba. Seit 2006 wurde durch wissenschaftliche Studien nachgewiesen, dass Ginkgo nicht vor Demenz schützt, was im Jahr 2008 nochmals durch eine methodisch gute Studie bestätigt wurde.[14] Bei der Behandlung der bereits bestehenden Demenz könnte es zwar einen Nutzen geben, dieses Ergebnis ist aber noch nicht gesichert.[15] Dennoch wurden im Jahr 2007 noch 7,5 Millionen Tagesdosen (*Defined Daily Doses*, DDD) verordnet.[16]

Der Laie denkt, dass ein Medikament, das nachgewiesenermaßen keinen Nutzen hat, auch nicht mehr verordnet werden darf. Das ist aber aufgrund der in Deutschland fehlenden Positivliste leider nicht der Fall. Auch werden Medikamente, die einem bestimmten Kreis von Patienten helfen, oft auch bei anderen «falschen» Patienten eingesetzt. Das liegt nicht zuletzt daran, dass die Hersteller versuchen, Ärzte zu finden, die möglichst vielen Patienten ihre Produkte verschreiben. Je zweifelhafter deren Qualität ist, desto mehr müssen sich die Vertreter der Firma mit zum Teil höchst fragwürdigen Methoden ins Zeug legen. Ethisch besonders konsequente Ärzte lehnen die Besuche der Vertreter daher prinzipiell ab. Im Durchschnitt allerdings empfängt jeder Arzt pro Woche nicht weniger als sechs Pharmareferenten.[17] Sie sind die natürlichen Feinde der Evidenzbasierten Medizin, denn sie wollen nicht, dass der Arzt ein Konkurrenzprodukt verschreibt, das sich in Studien als überlegen erwiesen hat, sondern das Präparat ihrer Firma, auch wenn es hoffnungslos veraltet oder gar wirkungslos ist – sie müssen für Absatz sorgen und bedienen sich dabei gern älterer Ärzte, die der Evidenzbasierten Medizin oft noch grundsätzlich kritisch gegenüberstehen.

Die Pharmafirmen denunzieren dabei die Evidenzbasierte Medizin als bloßes Instrument zur Kosteneinsparung im Gesundheitssystem. Auch Ärztefunktionäre beteiligen sich an dieser Kampagne. Die Äußerung des Präsidenten der Bundesärztekammer, des Pathologen Prof. Dr. med. Jörg-Dietrich Hoppe (68), ist bezeichnend für die Haltung vieler Funktionäre der Ärzteschaft: «Die Medizin ist aber keine Naturwissenschaft. Sie kann es gar nicht sein; denn bei den echten Naturwissenschaften gibt es nur Fakten, in der Medizin sprechen wir mehr über das, was sein soll oder was nicht sein soll.»[18] Mit dem Hinweis, dass es in der ärztlichen Tätigkeit auch darauf ankommt, dem einzelnen Patienten mit Einfühlungsvermögen zu begegnen, werden die gravierenden fachlichen Defizite mancher Ärzte als unwichtig hingestellt.

Die Erfahrung des Arztes mit dem (zu verkaufenden) Präparat wird für relevanter erklärt als die Ergebnisse der Studien. Da viele Ärzte mit der Interpretation von komplizierten, in englischer Sprache abgefassten und mit neuen Statistikverfahren durchgeführten Studien nicht vertraut sind und diese Methoden noch vor fünfzehn Jahren im Medizinstudium überhaupt nicht vermittelt wurden, sind sie oft geneigt, den Argumenten des Referenten Glauben zu schenken, der die Studien des eigentlich besseren Medikamentes der Konkurrenzfirma «kaputt redet». Wie dies funktioniert, ist eindrücklich in dem neuen Buch *Korrupte Medizin* von Hans Weiss, dem Koautor des Bestsellers *Bittere Pillen*, zu lesen.[19]

Diese gezielte Manipulation von Ärzten ist unethisch, kostet die Krankenkassen jedes Jahr Unsummen, schädigt die Patienten und instrumentalisiert und korrumpiert den Arzt. Oft wird sogar ein besonders teures, aber nutzloses Medikament mit dem Argument beworben, die Politik oder die Anhänger der Evidenzbasierten Medizin wollten dessen Einsatz aus Kostengründen verhindern. Infamerweise wird der hohe Preis auch noch dafür gebraucht, es zu vermarkten. Der Arzt soll sich wie der Beschützer des Patienten fühlen, weil er es wagt, in der Zeit allgemeiner Kostensenkungen ein solches Medikament einzusetzen und damit sein Budget zu belasten.

Mit Rollenspielen werden die Pharmareferenten systematisch auf die kurzen, aber wichtigen Gesprächskontakte mit den Ärzten vorbereitet. Der Pharmareferent versucht dabei, den Arzt zum Verbündeten seines Unternehmens zu machen. Bei dieser sogenannten Anfettung kommen auch kleine Geschenke für die Praxis zum Einsatz und Geld für das Ausfüllen nutzloser Fragebögen, die dem Arzt die Illusion vermitteln sollen, es zählten seine persönlichen Erfahrungen mit dem Medikament. So nutzt die Pharmaindustrie die grundsätzlich noblen Motive des Arztes, einen Beitrag zur Forschung zu leisten, gezielt aus. In Wirklichkeit geht es nur darum, dass der erste Schritt zur vermeintlichen Erfahrung die Verschreibung ist, und diese muss vom Referenten erkämpft werden.

Da Deutschland der größte Pharmamarkt Europas ist und die Evidenzbasierte Medizin hier so spät Fuß fassen konnte, ist die Wahrscheinlichkeit in Deutschland besonders hoch, dass nicht der Arzt, sondern in Wirklichkeit der Pharmareferent das Medikament ausgewählt hat, das der Patient nun schlucken muss. Er glaubt, wirkungsvoll behandelt zu werden, und ahnt nicht, dass der Arzt die aktuelle Studienlage nicht kennt oder, schlimmer noch, ihr keinen Wert beimisst. So wird die Gesundheit des Einzelnen zum Spielball von Geschäftsinteressen.

Seit etwa zehn Jahren ist die Evidenzbasierte Medizin in den deutschen Universitäten angekommen und wird zum Teil sehr intensiv unterrichtet und gefördert. Bei vielen jüngeren Ärzten und bei Spezialisten findet sie zunehmend Anhänger. Zwar gibt es noch immer Ärzte, die ihre Methoden grundsätzlich ablehnen, und Pharmafirmen, die versuchen, den Widerstand dagegen zu schüren, weil sie befürchten, den letzten Pharmamarkt in Europa zu verlieren, auf dem ihre zahlreichen veralteten Medikamente noch verordnet werden dürfen. Das trifft jedoch – und das ist die gute Nachricht – nicht auf alle Pharmafirmen zu, insbesondere nicht auf diejenigen, die in innovative und wirksame Arzneimittel investieren.

Leider sind es oft gerade die kleinen und mittelständischen Pharmaunternehmen ohne eigene Forschungsabteilung, die ältere Medikamente auf dem Markt zu halten versuchen, weil es ihnen an Alternativen fehlt. Die meisten von ihnen sind im Bundesverband der Pharmazeutischen Industrie (BPI) organisiert, der die Positivliste vehement bekämpft. Gebetsmühlenartig wird argumentiert, die Positivliste würde den Mittelstand in der pharmazeutischen Industrie vernichten.[20] Das klingt fast so, als ob man da die Vernichtung des einen oder anderen Patienten eher in Kauf nähme. Man fühlt sich an die Lobbyarbeit der Zigarettenindustrie erinnert, die in Deutschland ebenfalls lange Zeit den Schutz des Branchenmittelstands ins Feld führte und dabei das individuelle Schicksal des Rauchers geflissentlich ausblendete.

Auch der Hausärzteverband hat seit Mitte der neunziger Jahre eine deutliche Kehrtwende in Richtung EbM vollzogen. Bis dahin waren der Vorstand des Hausärzteverbandes und der Bundesverband der Pharmazeutischen Industrie personell und inhaltlich miteinander verflochten, was der Versorgung der Patienten nicht unbedingt dienlich war. Die Deutsche Gesellschaft für Allgemeinmedizin und Familienmedizin (DEGAM), die wissenschaftliche Organisation der Allgemeinmediziner, hat mittlerweile auf Grundlage der neuesten Studien erste Leitlinien für Patienten entwickelt, die im Internet unter http://www.degam.de abzurufen sind. Sie basieren nicht auf den geschäftlichen Interessen der Pharmaindustrie, sondern auf gesicherten wissenschaftlichen Erkenntnissen und beschreiben, wie weitverbreitete Krankheiten in der Praxis eines Allgemeinarztes behandelt werden sollten. Ihr Anspruch ist es, den Kriterien der Evidenzbasierten Medizin zu entsprechen.

Eine Leitlinie erklärt, wie ein Patient mit bestimmten Symptomen oder Krankheiten zu behandeln ist. Für einen Patienten mit hohem Blutdruck wird zum Beispiel dargelegt, welche Untersuchungen der Arzt durchführen und wie er weiter vorgehen sollte, wenn einige dieser Untersuchungen schlechte Befunde aufweisen. Sollte zum Beispiel bei Patienten mit neu festgestelltem Bluthochdruck automatisch die Niere untersucht werden, weil Nierenschäden eine Ursache für hohen Blutdruck sein können? Wenn ja, mit welcher Untersuchung soll das genau geschehen? Falls ein Nierenbefund erhoben wird, was ist dann zu tun? Auf all diese Fragen geben die Leitlinien eine Antwort. Dabei handelt es sich nicht um «Kochbuchmedizin», wie die Ewiggestrigen stänkern, sondern um eine Hilfe für den Arzt, damit er keine wichtigen und durch Studien belegten Schritte übersieht oder Überflüssiges unternimmt. Jeder Bereich der Wissenschaft kennt solche Leitlinien als Praxishilfe und Qualitätskontrolle.

Es gibt bereits DEGAM-Leitlinien zu den folgenden Krankheiten:

- Brennen beim Wasserlassen
- Müdigkeit
- Kreuzschmerzen
- Ältere Sturzpatienten
- Harninkontinenz
- Pflegende Angehörige
- Ohrenschmerzen
- Schlaganfall
- Herzinsuffizienz
- Rhinosinusitis
- Husten
- Demenz

Weitere medizinische Leitlinien werden von ärztlichen Fachgesellschaften (Arbeitsgemeinschaft der Wissenschaftlichen Medizinischen Fachgesellschaften e.V., AWMF) erstellt und können ebenfalls im Internet unter http://leitlinien.net eingesehen werden. Hier sind speziell auf die Verständlichkeit und Handhabung für Patienten zugeschnittene Leitlinien verfügbar, etwa für die Behandlungen der chronischen koronaren Herzkrankheit und die psychosozialen Aspekte des Diabetes. Kurzversionen für Ärzte («Kitteltaschen-Version») und versierte Patienten gibt es für eine Vielzahl von weiteren häufigen Erkrankungen, unter anderem Herzinsuffizienz, Schlaganfall und Bluthochdrucktherapie.

Ob ein Hausarzt nach den Prinzipien der Evidenzbasierten Medizin vorgeht, kann man als Patient am besten prüfen, indem man seine Behandlung mit diesen leichtverständlichen Empfehlungen vergleicht. Es geht nicht um eine geheime Kontrolle des Arztes durch den Laien, sondern in erster Linie darum, mit ihm über die Gründe zu sprechen, die womöglich ein Abweichen von einer Leitlinie erforderlich machen. Diese muss ein Patient aber kennen und auch verstehen können, denn die Abweichung sollte die Ausnahme und nicht die Regel sein.

Ähnliche Leitlinien gibt es in Großbritannien, den USA und den Niederlanden. So wird der britische staatliche Gesundheitsdienst (*National Health Service*, NHS) ab April 2009 unter dem Begriff «NHS Evidence» spezielle, für die Bürger verständliche medizinische Informationen aufbereiten und kostenlos im Internet zur Verfügung stellen.[21] In den USA existiert eine Vielzahl von Angeboten, die sich speziell an Patienten richten. Vor allem die *Agency for Healthcare Research and Quality* (AHRQ) macht sich für unabhängige Informationen stark.[22] In holländischen Allgemeinarztpraxen liegen die Leitlinien sogar aus, denn es konnte in Studien nachgewiesen werden, dass Patienten, die gut über die Behandlung ihrer Krankheit informiert sind, auch bessere Behandlungsergebnisse zeigen.[23]

In einer Studie, bei der niedergelassene Haus- und Allgemeinärzte in sieben Ländern befragt wurden, stellte sich heraus, dass in Deutschland Leitlinien mit Abstand am wenigsten genutzt werden. In den Niederlanden, in Großbritannien, den USA und Kanada geben etwa zwei Drittel der Ärzte an, sie häufig – auch bei unkomplizierten Erkrankungen – zu Rate zu ziehen. Außer in Deutschland waren in allen Ländern Leitlinien praktisch in allen Arztpraxen vorhanden.[24]

Diese neue Form von Transparenz läuft der althergebrachten Lehrmeinung zuwider, dass es ausreicht, wenn der Patient die Empfehlungen des Arztes befolgt. Als guter Hausarzt galt, wer diese sogenannte Compliance («Mitarbeit») durch seinen persönlichen Kontakt («Arzt-Patient-Verhältnis») erreichen konnte. Es wurde dabei vorausgesetzt, dass der Arzt stets die richtige Entscheidung trifft und der Patient nur mitziehen muss. Beide Annahmen sind falsch. Heute weiß man, dass aufgrund der wenigen Zeit, die dem Arzt für die Untersuchung und das Gespräch

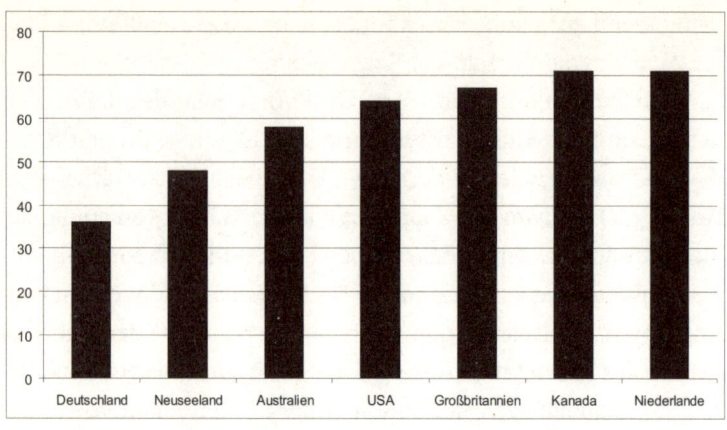

Anteil der Ärzte, die Evidenzbasierte Leitlinien bei unkomplizierten Erkrankungen nutzen (in Prozent)[25]

mit dem Patienten bleibt, häufig unangemessene Behandlungsmethoden gewählt werden. Dem Arzt fehlen nicht nur entscheidende Informationen über den Patienten (die dieser in den wenigen Minuten, die das Gespräch in der Regel dauert, nicht geben kann), sondern, wie gesagt, auch über den Nutzen der Medikamente, die er einsetzt. Somit sind einer erfolgreichen Compliance die wesentlichen Grundlagen entzogen. Was bringt dem Patienten die engagierte «Mitarbeit» an einer falschen Behandlung? Hinzu kommt, dass ein Patient, der richtig behandelt wird, der mehr über seine Erkrankung und deren Behandlung weiß und der aktiv in die Therapieauswahl einbezogen ist, besser mit der Krankheit lebt.

Die Leitlinien ermöglichen es dem Patienten, sich ein Bild von der typischen Behandlung seiner Krankheit zu machen. Treten gravierende Abweichungen von den Leitlinien auf, sollte er den Arzt offen darauf ansprechen. Kein guter Hausarzt wird seinem

Patienten eine Begründung dafür verweigern, weshalb seine Therapie im speziellen Fall von den Leitlinien abweicht. Ein Arzt, der eine solche Rückfrage nicht akzeptiert, fordert blindes Vertrauen. Das sollte dem Patienten zu denken geben. Untersuchungen legen tatsächlich nahe, dass nicht einmal die Hälfte aller Patienten in deutschen Praxen nach neuesten wissenschaftlichen Standards behandelt wird. Die HYDRA-Studie zum Beispiel – die größte Studie zum Umgang mit Bluthochdruck in deutschen Arztpraxen – hat gezeigt, dass viele Hausärzte bei der Behandlung des Bluthochdrucks veralteten Methoden folgen, sodass nur 25 Prozent der mit Medikamenten versorgten Patienten ihre morgendlichen Zielwerte erreichen.[26]

Dem Patienten sei hier noch der Rat gegeben, sich bei der Rückfrage nicht durch berufspolitische Antworten ablenken zu lassen. Erfahrungsgemäß reagieren einige Ärzte, die die Leitlinien nicht kennen oder nicht für wichtig halten, indem sie über gesundheitspolitische Themen referieren und behaupten, die Leitlinien seien von Theoretikern ohne Praxisbezug abgefasst worden und dienten einzig und allein der Kostendämpfung. Damit stellt sich der Arzt als Anwalt des Patienten dar, den er angeblich vor Politikern, Krankenkassen und Theoretikern schützen muss. Wir leben in einer Zeit großer Gesundheitsreformen, die von Ärzten nicht geringe Umstellungen fordern. Auch hat sich die Einkommenssituation der Ärzte seit den relativ üppigen achtziger Jahren deutlich verschlechtert. In diesem Zusammenhang werden die Leitlinien gern als Sparmedizin denunziert. In Wirklichkeit sind die DEGAM-Leitlinien von Praktikern und Experten der Universitäten entworfen worden, und weder Kassenfunktionäre noch Politiker haben daran mitgewirkt. Längst nicht immer ist eine Behandlung nach Leitlinie billiger – wohl aber erspart sie dem Patienten überflüssige Untersuchungen und Nebenwirkungen.

Ärzte, die mit den Leitlinien unverkrampft umgehen und sie an die Patienten verteilen, sind in der Regel eine gute Wahl. Ein guter Arzt hat nichts zu verbergen und teilt gerne sein Wissen. Auch ist es dem Heilungsziel dienlich, wenn sich der Patient selbst mit der Behandlung seiner Krankheit auseinandersetzt. Auf die Internetseiten der DEGAM und der AWMF wurde oben bereits hingewiesen. Darüber hinaus wurde in der letzten Gesundheitsreform das «Institut für Qualität und Wirtschaftlichkeit in der Medizin» (IQWIG) verpflichtet, wissenschaftlich gesicherte Patientenempfehlungen zu wichtigen Krankheiten und Arzneimitteln zu entwickeln und auf seiner Homepage zu veröffentlichen. Auch diese Empfehlungen sind ohne jeden Einfluss der Pharmaindustrie oder anderer Lobbygruppen entwickelt worden.[27]

Seit einigen Jahren kann man sich auch auf Internetportalen und in diversen Foren (wie www.mein-guter-arzt.de / www.esando.de / www.aerzte-bewerten.de / www.docinsider.de) über die Qualität von Hausärzten informieren. Allerdings sind die Bewertungen im Hinblick auf die Frage, wie gut ein Hausarzt ist, meines Erachtens in der Regel nicht sehr aussagekräftig. So kann ein Arzt wegen seiner Praxisorganisation, seiner Freundlichkeit und anderer Tugenden sehr positiv bewertet werden, obwohl er veraltete oder aus anderen Gründen nicht wirksame Medikamente verordnet. Häufig wird ein Patient auch durch Autorität und selbstbewusstes Auftreten eines Arztes geblendet, dessen Kenntnisstand jedoch veraltet und dessen Fortbildung mangelhaft ist.

Vorbeugemedizin nimmt in der Praxis eines jeden guten Hausarztes einen hohen Stellenwert ein. Als Grundregel kann gelten, dass Hausärzte, die mit der Evidenzbasierten Medizin vertraut und gut fortgebildet sind, der Pharmaindustrie nicht unkritisch gegenüberstehen und ein besonderes Interesse an den Vorbeugemaßnahmen eines Patienten haben, die beste Wahl sein dürften.

Wenn man an einer chronischen Erkrankung leidet, stellt sich die Frage, ob man nicht beim Facharzt besser aufgehoben ist. Dies kann man nicht pauschal beantworten. Auf jeden Fall ist die Wahl eines Arztes zu empfehlen, der an einem der bereits erwähnten krankheitsspezifischen Chronikerprogramme (DMP) teilnimmt. Sie werden inzwischen für koronare Herzkrankheit, Herzschwäche, Asthma, chronisch obstruktive Lungenerkrankung (COPD, die sogenannte Raucherlunge) und Brustkrebs angeboten. Leider gibt es bisher aus den im vorigen Kapitel angeführten Gründen noch kein Programm für Patienten mit erhöhten Blutdruckwerten, obwohl dies gerade in Deutschland angezeigt wäre.

In diesen Programmen läuft die Behandlung der Krankheit nach einer vorher festgelegten Struktur ab, zum Beispiel eine Untersuchung der Füße bei Diabetespatienten mindestens einmal jährlich und eine Überprüfung der Blutdruckwerte möglichst vierteljährlich, auf jeden Fall aber alle sechs Monate.[28] DMP sind eine spezielle Variante der Evidenzbasierten Medizin, da sie besonderes Augenmerk auf die Schulung des Patienten legen und bevorzugt Medikamente verwendet werden, deren Nutzen wissenschaftlich belegt ist. Zum Erfolg dieser Programme trägt außerdem bei, dass der Arzt zentrale Behandlungs- und Untersuchungsschritte dokumentiert und dies dann unter Wahrung der Anonymität an eine Stelle weitergibt, welche die Behandlung wissenschaftlich auswertet. Die nach einem festgelegten Schema erfolgende Dokumentation ist mit den Sicherheitschecks von Flugzeugen vor Start und Landung vergleichbar, es handelt sich also nicht um eine bürokratische Maßnahme. So kann bei der Behandlung nichts Wichtiges vergessen werden.

Patienten, die in ein solches Programm eingeschrieben sind, können sicher sein, nach den besten Standards der Wissenschaft behandelt zu werden. Allerdings ist nicht jeder Patient für die Teilnahme geeignet. Welche Bedingungen erfüllt sein müssen, kann bei der eigenen Krankenkasse erfragt werden. Weil die Krankenkassen für die Teilnahme eines Patienten Mittel aus dem Finanzausgleich aller Krankenkassen bekommen, sind sie daran interessiert, jeden geeigneten Patienten in einem Programm unterzubringen. Sie können auch teilnehmende Ärzte benennen.

Bei Ärzten, die solche Programme grundsätzlich ablehnen, ist meines Erachtens Vorsicht geboten. Sie begründen ihre Haltung oft mit dem bürokratischen Aufwand der Programme, der jedoch – wie bereits ausgeführt – Teil des Sicherheitsmanagements ist. Dieser Aufwand erscheint den meisten Ärzten heute tragbar, zumal er über den Praxiscomputer abgewickelt wird. Auf jeden Fall sollte es sich der Patient gut überlegen, ob er wirklich auf die obengenannten Vorteile, die besonderen Schulungen und die zusätzlichen Leistungen seiner Krankenkasse verzichten will, nur damit die Praxis seines Arztes von dem vermeintlichen bürokratischen Aufwand verschont bleibt.

Auch die Chronikerprogramme wurden und werden von der Arzneimittelindustrie heftig bekämpft. Dass unsinnige oder gar schädliche Verordnungen ohne wissenschaftliche Grundlage – zur Sicherheit des Patienten – nicht empfohlen werden, ist den Herstellern entsprechender Produkte selbstverständlich ein Dorn im Auge. Sie diffamieren diese Programme als Sparmedizin, damit sie ihre eigenen teuren und oft wirkungslosen Medikamente am Markt halten können. Ein Beispiel sind die sogenannten Kunstinsuline für die Behandlung von Diabetes.

Kunstinsuline weichen durch eine künstliche Veränderung von dem natürlich im Körper des Menschen vorkommenden Insulin ab. Die Pharmaindustrie hat lange an der Legende gestrickt, dass sie mit der Entwicklung der Kunstinsuline sozusagen an der Natur und der Evolution vorbeigezogen sei. Leider konnte in Studien nie belegt werden, dass Kunstinsuline tatsächlich einen Vorteil gegenüber dem menschlichen Insulin haben. Tatsache ist jedoch, dass sie teurer sind und vermehrt Nebenwirkungen verursachen. Aus diesen Gründen wurden in den DMP zur Zuckerkrankheit die Kunstinsuline selbstverständlich nicht als Medikamente der ersten Wahl empfohlen, woraufhin die Programme von den Herstellern als Staats- oder Billigmedizin diffamiert wurden. Man muss den niedergelassenen Ärzten jedoch ein Kompliment machen, dass sie in einem auch von mir nicht erwarteten Ausmaß die Programme angenommen und sehr konsequent umgesetzt haben. Die in den letzten Jahren erzielte Verbesserung der Behandlung von Patienten mit Diabetes und koronarer Herzkrankheit ist in Europa, vielleicht auch weltweit, ohne Beispiel, wenn sich die ersten wissenschaftlichen Auswertungen zu den Programmen bestätigen sollten.

Allgemein kann man daher sagen, dass sich die Behandlung der bereits bestehenden chronischen Erkrankungen zumindest im Rahmen der in die Chronikerprogramme eingeschriebenen Patienten in den vergangenen Jahren stark verbessert hat. Nun muss der Fokus stärker darauf gerichtet werden, die Manifestation dieser Krankheiten zu verhindern. So geht der Zuckerkrankheit oft eine Phase des sogenannten metabolischen Syndroms voraus, durch die man erkennen kann, dass die Krankheit bald ausbrechen wird. Gleichwohl wird nur bei ganz wenigen vom metabolischen Syndrom betroffenen Patienten entsprechend gehandelt. Bluthochdruck wird ebenfalls häufig durch die Phase der sogenannten Borderline-Hypertonie eingeleitet. Dabei liegen die Blutdruckwerte zwischen 120 und 140 (oberer Wert) und sind zeitweise noch normal. Auch hier wird nicht ausreichend interveniert, sodass fast alle Patienten mit Borderline-Hypertonie in den Bluthochdruck übergehen. Einen großen Teil der sich entwickelnden Depressionen könnte man entweder vermeiden oder zumindest sehr viel früher und wirkungsvoller behandeln, wenn gezielt nach Depressionen gefahndet würde. Und da Potenzstörungen den Herzproblemen rund fünf bis zehn Jahre vorausgehen, könnte auch hier in der Hausarztpraxis durch gezieltes Nachfragen bei Risikopatienten viel Leid vermieden werden. Die Hausarztpraxen müssen daher zu Zentren der Vorbeugemedizin in Deutschland werden, und wir sollten alles dafür tun, die Erfolge bei der besseren Versorgung von chronischen Krankheiten auf die Früherkennung und Vorbeugung dieser Erkrankungen auszudehnen.

Eine deutlich bessere Vorbeugemedizin ist im Rahmen der jetzigen hausärztlichen Praxis jedoch so lange nicht zu erwarten, wie sich an der Vergütung der Hausärzte nichts ändert. Vorbeugeleistungen sind beispielsweise mit einem sehr hohen Gesprächsaufwand verbunden. Bisher folgt die Vergütung jedoch nicht der Dauer des Gespräches, sondern die Hausärzte erhalten Pauschalen für Leistungen. Daran ändert auch das mit der letzten Gesundheitsreform eingeführte Abrechnungssystem nicht viel. Der Hausarzt erhält zwar neben den Versichertenpauschalen die Möglichkeit zur Einzelabrechnung für Bereiche, die gefördert werden sollen, wie zum Beispiel eine grundlegende Einschätzung älterer Patienten (geriatrisches Basisassessment), er kann auch telefonische Beratungen wie bisher abrechnen, aber kein längeres Beratungsgespräch.[29] Hier werden falsche finanzielle Anreize gesetzt, denn der Hausarzt verdient dann am besten, wenn er eine möglichst große Zahl von Patienten durch seine Praxis «schleust». Das führt dazu, dass Deutschland im europäischen Vergleich die kürzesten Behandlungszeiten niedergelassener Ärzte aufweist. Der durchschnittliche Arztbesuch dauert gerade einmal acht Minuten, Mediziner in Großbritannien verbringen mit jedem Patienten immerhin elf Minuten, in Kanada nehmen sich Ärzte durchschnittlich 16 Minuten, in den USA sogar 19 Minuten Zeit für die Kranken.[30] Zieht man die Zeiten für Begrüßung, das übliche Verschreiben eines Rezeptes und den

Eintrag in die Akte ab, bleiben für das eigentliche Gespräch in der Regel weniger als fünf Minuten übrig. Es verwundert nicht, dass in dieser kurzen Zeit eine Beratung über Vorbeugung und Früherkennung kaum möglich ist, LDL- und HDL-Werte sowie die Ergebnisse der Blutdruckmessung unerläutert bleiben müssen. Der Patient erfährt in der Regel lediglich, dass der Arzt mit den Blutwerten «zufrieden» ist oder dass er ein Medikament verordnen möchte. Eine angemessene Behandlung würde sich in der Regel über mindestens zwanzig Minuten erstrecken, wenn der Patient aktiv mit einbezogen werden soll. Die meisten Ärzte wissen das und würden auch gern so verfahren. Allerdings machen sie zu Recht auch deutlich, dass ihnen diese Leistung nicht bezahlt wird und sie daher gezwungen sind, möglichst viele Patienten in so kurzer Zeit zu behandeln. Deshalb müssen wir dringend das Honorarsystem für Hausärzte dahingehend ändern, dass Gespräche zur Vorbeugung und zum Einleiten einer neuen Behandlung wesentlich besser bezahlt und dreißig Minuten als Standardwert dafür festgelegt werden. Selbstverständlich muss nicht jeder Besuch beim Hausarzt so lange dauern, aber zumindest bei Erst- und Vorbeugeuntersuchungen sowie bei Beginn einer neuen Behandlung sollte dies der Fall sein.

Dem Patienten kann heute daher nur geraten werden, sich auf den Arztbesuch gründlich vorzubereiten. Wenn beispielsweise vorbeugende Blutuntersuchungen gemacht werden, sollte er sich vor dem nächsten Termin – mit Hilfe der DEGAM-Leitlinien oder auf anderen qualitätsgesicherten Internetseiten – über diese Untersuchungen informieren. Dann kann er sich beim nächsten Treffen mit dem Arzt von diesem die Ergebnisse erklären lassen. Nie sollte er sich darauf einlassen, diese Ergebnisse am Telefon, womöglich noch durch Praxispersonal, mitgeteilt zu bekommen – auch nicht mit dem beruhigenden Hinweis, es sei alles in Ordnung. Natürlich ist ein weiterer Arztbesuch mit zusätzlichen

Umständen und mit Zeitverlust verbunden. Aber zumindest bei den Untersuchungen zur Vorbeugung gibt es kein «alles in Ordnung», sondern immer etwas zu bereden und zu verstehen, was für den Patienten wichtig ist.

Zur Erläuterung zwei Beispiele: Fast bei jeder Routineuntersuchung werden beim Patienten auch Harnsäurewerte gemessen. Während man früher dachte, erhöhte Harnsäurewerte seien nur ein Risikofaktor für Gichtanfälle, wissen wir heute, dass sie auch ein Warnzeichen für Herzinfarkte sind, wobei noch nicht hinreichend geklärt ist, ob die erhöhten Harnsäurewerte das Infarktrisiko nur anzeigen oder ob die Harnsäure die Gefäße auch beschädigt, wofür einiges spricht. Fest steht jedoch, dass hohe Harnsäure-Konzentrationen das Risiko eines Schlaganfalls um 57 Prozent, von Durchblutungsstörungen des Herzens um 68 Prozent und eines Herzinfarkts um 87 Prozent erhöhen.[31]

Mir begegnen in meiner Bürgersprechstunde, in der sich Bürger mit ihren medizinischen Problemen an mich wenden, immer wieder Patienten mit deutlich erhöhten Harnsäurewerten, die über den Zusammenhang zwischen Herzinfarkt und erhöhter Harnsäure nie aufgeklärt wurden. Der Arzt habe zu den einzelnen Laborwerten nichts gesagt, nur dass man auf dieses oder jenes aufpassen müsse (zum Beispiel «Nicht so viel Fleisch essen» oder «Vorsicht beim Alkohol» etc.). Wenn der Patient wüsste, dass hohe Harnsäurewerte auch sein Schlaganfallrisiko erhöhen, wäre er viel eher bereit, seinen Lebensstil zu ändern.

Genauso werden bei fast jeder Routinelaboruntersuchung die Bilirubinwerte gemessen. Dabei handelt es sich um einen körpereigenen Blutfarbstoff, dessen Untersuchung eigentlich dazu dienen soll, Leber- und Gallenerkrankungen zu erkennen. Wir wissen aber mittlerweile, dass Menschen, die genetisch (und nicht durch eine Leberkrankheit bedingt) erhöhte Werte haben, einem deutlich geringeren Herz- und Gefäßkrankheitsrisiko ausgesetzt sind. Liegt der Bilirubinwert über 1,0 mg/dl, ist das Herzinfarktrisiko nur halb so hoch wie in der Normalbevölkerung.[32]

Mir ist noch nie ein Patient mit entsprechenden Laborwerten begegnet, der von seinem Arzt über diesen (für ihn günstigen) Umstand aufgeklärt worden wäre. Nur wenn der Patient die Gelegenheit bekommt, nach der Bedeutung der einzelnen bei ihm gemessenen Werte konkret zu fragen, kann er den vollen Nutzen aus der Untersuchung ziehen. Nach meiner Einschätzung interessieren sich die meisten Patienten brennend für diese Informationen. Sie sollten daher um einen Ausdruck ihrer Laborwerte der Vergangenheit bitten, wenn Blut für die nächste Untersuchung abgenommen wird. Mit Hilfe dieses Ausdrucks können sie sich auf die nächsten Untersuchungsergebnisse vorbereiten und dem Arzt gezielte Fragen stellen.

Es geht keineswegs darum, den Patienten zum Hypochonder zu machen oder ihn zu verängstigen. Aber leider kommt es häufig vor, dass Laborwerte über Jahre hinweg im Grenzbereich liegen oder leicht erhöht sind, ohne dass jemand rechtzeitig darauf reagiert. Würde man ebendiese Warnzeichen in den Laborergebnissen ernst nehmen, müsste es nicht so häufig zu einer (vermeidbaren) Komplikation kommen. Das ist zum Beispiel sehr oft bei Nierenerkrankungen der Fall.

Ein besonders krasses Beispiel ist der des Fußballspielers Ivan Klasnić, ehemals Werder Bremen. Bei ihm wurden bei obligatorischen sportärztlichen Untersuchungen auffällige Blutwerte gemessen, dennoch wurde er für gesund erklärt. Offenbar wurde er nicht darauf hingewiesen, dass es sich hier um ein ernstes Zeichen einer beginnenden Nierenschwäche handeln könne. Laut eigenen Angaben wurden ihm trotz der schlechten Nierenwerte regelmäßig Schmerzmittel verabreicht, die seine Nieren weiter geschädigt haben können.[33] Hätte man dem Profifußballer erklärt, was seine Werte zu bedeuten haben, wäre er gewarnt gewesen. Er musste sich nun sogar einer zweiten Transplantation unterziehen.

Es kommt immer wieder vor, dass Patienten nicht auf ihre leicht erhöhten Kreatininwerte hingewiesen werden. Dabei kann man bei beginnenden Nierenstörungen eine Menge tun. Während im Alter von Ivan Klasnić solche Störungen noch sehr selten auftreten, sind sie bei älteren Menschen ein häufiges Problem. Etwa fünfzig Prozent der älteren Menschen haben eine schlechte Nierenfunktion.[34] Die Niere altert schneller als die meisten anderen Gewebe des Körpers. Ein Hauptgrund dafür ist wahrscheinlich unser hoher Salzkonsum.

Salz war in früheren Zeiten ein kostbares Gut und entsprechend rar. Erst seit zweihundert Jahren können wir es uns leisten, davon viel zu viel zu konsumieren. Die Bauweise unserer Nieren ist Zehntausende Jahre alt, das heißt, genetisch war sie ausgerichtet auf den niedrigen Salzkonsum der vielen Generationen vor uns, zu deren Zeiten es noch keine industrielle Gewinnung von Salz gab und daher nur die geringen Mengen konsumiert wurden, die in der Nahrung natürlich vorkommen. Heute altern unsere Nieren offenbar schneller, weil sie täglich diese große Menge Salz ausscheiden müssen. Daher sollte jeder seine Nierenfunktion kennen und entsprechend schonend mit diesem lebenswichtigen Organ umgehen.

Wenn die Nierenwerte zu steigen beginnen, ist in der Regel schon die halbe Nierenfunktion verloren. Wir könnten in Deutschland viele Fälle von Nierenversagen verhindern, wenn die Schädigung der Nieren früher identifiziert würde, woraufhin man sie entsprechend schonen oder behandeln könnte. Oft genügt bereits eine Umstellung der Lebensführung oder der Verzicht auf bestimmte Schmerzmittel. Oder eine bessere, auf die Niere ausgerichtete Behandlung des Bluthochdrucks. Nur ganz selten kommt es vor, dass der beginnende Nierenschaden sich in den Laborwerten nicht vorher bereits abgezeichnet hat, in der Regel werden die Nieren der Patienten innerhalb von Jahren schlechter, nicht innerhalb von Monaten oder gar Tagen.[35] Aus solchen Fällen leitet sich die überragende Bedeutung der «sprechenden Medizin» ab: Der Patient will vom Arzt erklärt bekommen, was die Untersuchungen, die bei ihm gemacht worden sind, im Einzelnen bedeuten, in welchen Bereichen er eventuell gefährdet ist und wie er sich gegen Verschlechterungen schützen kann. Dazu braucht der Arzt mehr Zeit, und der Patient muss sich vorbereiten.

Krankenhausauswahl

Wenn ein Patient wegen einer schweren Erkrankung in ein Krankenhaus eingewiesen werden muss, gilt es, sich im Vorfeld intensiv um die Auswahl der richtigen Klinik zu kümmern. Die Unterschiede in der Qualität der Versorgung sind ausgesprochen groß; in Deutschland existieren für jede Erkrankung sowohl international renommierte Spitzenmedizin als auch Abteilungen, die man besser schließen sollte.

Während es in der Versorgung mit Allgemeinmedizinern einen Mangel gibt, sodass es sein kann, dass man keine Alternative zu einem mäßigen Hausarzt findet, ist dies im Bereich der Krankenhausversorgung außer bei Notfällen nicht der Fall. Allerdings ist die Tatsache, dass wir in Deutschland weitaus mehr Krankenhausbetten haben als im internationalen Durchschnitt (siehe Kapitel 1), nicht notwendigerweise ein Zeichen guter Versorgung, sondern eher Grund zur Besorgnis, weil zu viele dieser Einrichtungen um das wirtschaftliche Überleben kämpfen und auch Eingriffe durchführen, für die sie nicht ausreichend gerüstet sind. Es fehlt ihnen an Erfahrung, gut qualifiziertem Personal und an der technischen Ausstattung. Im Krankenhaussektor haben wir gefährliche Überkapazitäten.

Ein klassisches Beispiel sind Krankenhäuser, die einige wenige Prostatakrebsoperationen pro Jahr durchführen. Kein Arzt käme jemals auf den Gedanken, sich selbst in einer solchen Abteilung operieren zu lassen. Eine Prostatakrebsoperation ist sehr kompliziert, weil die Gefahr besteht, dass die kleinen Adern und Nerven um die Prostata herum zerstört werden, was neben anderen Komplikationen Inkontinenz und Impotenz zur Folge hat. Daher würde jeder Arzt einen Kollegen bevorzugen, der sehr viel Erfahrung und sehr gute Behandlungsergebnisse aufweist, und in eine optimal eingerichtete Klinik gehen. Viele dieser Operationen sind medizinisch nicht notwendig und können durch eine gezielte Strahlenbehandlung oder andere Verfahren ersetzt werden. Wenn eine kleine Klinik aber über keine Abteilung für Strahlenbehandlung verfügt, erfährt man als Patient nie, dass man nur deshalb – möglicherweise schlecht – operiert wurde, weil es an der Ausrüstung für eine schonendere Behandlung fehlt. In entsprechende Geräte zu investieren lohnt sich wiederum aufgrund der geringen Auslastung nicht, und wenn sie dennoch angeschafft würden, bliebe auch hier das Problem, dass man Spezialisten mit Erfahrung braucht, um optimale Ergebnisse zu erzielen.

Grundsätzlich gilt bei diesem Eingriff: Je schonender, desto komplizierter. Daher kommt es hier ganz besonders auf die Qualität des Operationsteams an. Die Unterschiede zwischen den jeweiligen Operationstechniken haben dabei weniger Auswirkungen als die Unterschiede zwischen den Operateuren. Prostatakrebs ist kein Einzelfall, das Gesagte gilt für alle schweren Eingriffe.

Man kann es drehen und wenden, wie man will, wir haben zu wenig Spezialisierung in der deutschen Krankenhausmedizin und zu viele Abteilungen, die aufgrund fehlender Erfahrung nicht die nötige Qualität aufweisen. Dies ist die Quittung dafür, dass der Politik der Mut fehlt, die Voraussetzungen zu schaffen, dass sich der Markt konsolidieren kann.

Patienten machen leider oft aus Unwissenheit den Fehler, der Auswahl einer geeigneten Klinik zu wenig Bedeutung beizumessen. Es ist bestürzend zu sehen, dass Männer zwar ihr neues Auto nach dem jeweiligen Abschneiden in einem Crashtest auswählen, sich im Fall einer bevorstehenden schweren Operation jedoch in die nächstbeste Klinik begeben, ohne sich vorher in irgendeiner Form zu informieren. Die Wahrscheinlichkeit, dass ein 60-jähriger Mann seine Lebenserwartung verkürzt, weil er den falschen Mittelklassewagen kauft, ist praktisch gleich null. Wenn er sich jedoch in einer ungeeigneten Klinik am Herzen operieren lässt, erhöht er seine Sterbewahrscheinlichkeit um fünfzig Prozent und mehr. Und trotzdem ist das Interesse gering, vor der Wahl der Klinik entsprechende Informationen einzuholen. Dabei ist das heutzutage möglich. Wie sollte man also vorgehen, um sich ein Bild zu machen?

Zunächst ist es wichtig, diejenigen Operationen zu kennen, bei denen die Qualität der Versorgung von der Häufigkeit abhängt, mit der der Eingriff durchgeführt wird. Leider ist dieser Zusammenhang in Deutschland bislang viel zu wenig erforscht. Ebenso verhält es sich mit den Studien zu den sogenannten Mindestmengen von Operationen, also Eingriffen, die unterhalb einer bestimmten Operationshäufigkeit pro Klinik oder Operateur gar nicht vorgenommen werden sollten. Deshalb müssen wir hier auf internationale, meist amerikanische Studien zurückgreifen.

Natürlich gilt es zu beachten, dass sich zum Beispiel die konkreten Mindestmengen aus amerikanischen Studien nicht eins zu eins auf Deutschland übertragen lassen, weil die Kliniken nicht unmittelbar vergleichbar sind. Aber die international erforschten Mindestmengen sind ein guter Anhaltspunkt dafür, wie oft Eingriffe in der Regel gemacht werden sollten, um eine gute Qualität zu gewährleisten. Die Deutsche Krankenhausgesellschaft lehnt Mindestmengen vehement ab, sie vertritt den Standpunkt, dass jedes Krankenhaus selbst entscheiden muss, welche Operationen durchgeführt werden. Diese Position ist einseitig auf die Umsätze der Krankenhäuser ausgerichtet und erinnert an die Argumentation der Pharmaindustrie zum Schutz veralteter Medikamente.

Für den Patienten sind die Mindestmengen von großer Bedeutung. Daher sollen hier einige Eingriffe aufgelistet werden, bei denen sich in der Literatur Hinweise dafür finden, dass die jeweilige Mindestmenge zu beachten ist.[36] Es muss allerdings einschränkend gesagt werden, dass es immer auch Einrichtungen gibt, die sehr gute Behandlungsergebnisse erzielen, obwohl sie die Mindestmengen nicht erreichen. Ein Patient sollte eine solche Klinik jedoch nur dann wählen, wenn sie auch bereit ist, ihm diese Ergebnisse zu dokumentieren. Für fast alle der aufgelisteten Behandlungen wird die tatsächliche Behandlungsqualität der Klinik gemessen und mit anderen Kliniken verglichen. Leider weigern sich die Krankenhäuser, diese Informationen freiwillig an den Patienten weiterzugeben oder ins Internet zu stellen. Daher sollte man als Patient zumindest für jede Operation, die unten genannt wird, nach der Häufigkeit des Eingriffs in der Abteilung fragen. Damit die Anfrage auch verwertbar ist, sollte sie am besten schriftlich erfolgen. Eigene Erfahrungen haben gezeigt, dass Anfragen oft zu sehr unterschiedlichen und zum Teil widersprüchlichen Ergebnissen in der gleichen Klinik führen.

Das könnte auch der eigene Hausarzt erledigen oder die Verbraucherschutzorganisation vor Ort. Liegt die Häufigkeit des Eingriffs unter den genannten Mindestmengen, sollten auf jeden Fall die Behandlungsergebnisse abgefragt werden. Dies kann mittels der Daten erfolgen, die von der Bundesgeschäftsstelle Qualitätssicherung (BQS) von allen deutschen Krankenhäusern gesammelt und ausgewertet werden (http://www.bqs-online.de). Die

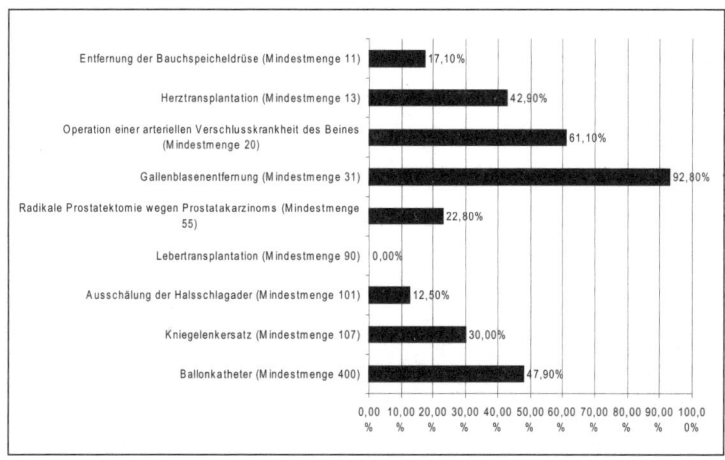

Entfernung der Bauchspeicheldrüse (Mindestmenge 11)	17,10%	
Herztransplantation (Mindestmenge 13)	42,90%	
Operation einer arteriellen Verschlusskrankheit des Beines (Mindestmenge 20)	61,10%	
Gallenblasenentfernung (Mindestmenge 31)	92,80%	
Radikale Prostatektomie wegen Prostatakarzinoms (Mindestmenge 55)	22,80%	
Lebertransplantation (Mindestmenge 90)	0,00%	
Ausschälung der Halsschlagader (Mindestmenge 101)	12,50%	
Kniegelenkersatz (Mindestmenge 107)	30,00%	
Ballonkatheter (Mindestmenge 400)	47,90%	

0,00% 10,00% 20,00% 30,00% 40,00% 50,00% 60,00% 70,00% 80,00% 90,00% 100,0 0%

Anteil der Krankenhäuser in Deutschland, die die jeweilige Mindestmenge aufweisen[37]

Krankenhäuser müssen für 24 Versorgungsbereiche, insbesondere solche der Chirurgie wie etwa den Einsatz eines künstlichen Hüftgelenks, detailliert dokumentieren, welche Maßnahmen bei einer Behandlung vorgenommen wurden und ob sie erfolgreich waren. So wird beispielsweise dokumentiert, ob sich nach der Operation eine Entzündung gebildet hat. Diese Daten stellen die detailliertesten Angaben in Deutschland zur Qualität in der Krankenhausversorgung dar.

Natürlich kann es sinnvoll sein, sich auch dann die BQS-Qualitätsdaten einer Klinik zu besorgen, wenn die Mindestmenge erreicht wird. Denn sehr hohe Fallzahlen sind keine Garantie für gute Qualität, sie machen diese nur wahrscheinlicher.

Weshalb spielt Erfahrung mit den Eingriffen eine so bedeutsame Rolle? Man benötigt für jede Spezialisierung Erfahrung, und dies gilt nicht nur für den operierenden Arzt, sondern für das ganze Team. Man kann nicht automatisch von Spezialisierung sprechen,

131

nur weil eine Operation häufiger durchgeführt wird. Zum Beispiel können trotzdem veraltete Methoden zur Anwendung kommen. Umgekehrt ist es aber kaum vorstellbar, dass jemand auf eine Operation spezialisiert ist, die er nur selten durchführt.

Da sich vermeintliche Spezialisierung in dem hart umkämpften Krankenhausmarkt gut vermarkten lässt, nennen sich immer mehr Krankenhäuser oder Abteilungen «Zentrum für ...» und reklamieren damit eine Kompetenz für sich, die sie gar nicht haben. Diese Einrichtungen wollen mit dem Namen ihrer Klinik oder teuren Geräteparks darüber hinwegtäuschen, dass es ihnen an Erfahrung für eine echte Spezialisierung fehlt. Gerade diese Pseudozentren sind gefährlich, weil sie oft höchst komplizierte Eingriffe durchführen, teure Geräte einsetzen und schwere Fälle «anlocken», obwohl sie nicht über die nötige Erfahrung verfügen. Bei solchen vermeintlichen Zentren muss der Patient unbedingt nachfragen, wie es um die simple Fallzahl steht. Selbst eine Universitätsklinik ist für viele Eingriffe nicht von vornherein am besten geeignet, weil dort wegen der großen Krankenhausdichte in einigen Universitätsstädten viel weniger Patienten behandelt werden, als der Laie gemeinhin annimmt; die Lage kann sogar so schlecht sein, dass die Ausbildung neuer Fachärzte für diese Operationen gefährdet ist. Deshalb sollte man auch bei Universitätskliniken die Mindestmenge im Auge behalten.

In den folgenden Tabellen werden für einige Ballungsgebiete die Kliniken aufgelistet, die für die genannten Eingriffe die jeweils höchsten Fallzahlen erreichen. Diese Fallzahlen sind den Eigenangaben der Kliniken im Rahmen ihrer gesetzlich vorgeschriebenen Qualitätsberichte entnommen. Sie bieten noch keine Gewähr, dass in diesen Kliniken die Qualität besonders gut ist, aber zumindest erfüllen Kliniken mit ausreichend hohen Fallzahlen eine wichtige Voraussetzung für die Spezialisierung.

Übersicht über Kliniken mit den jeweils höchsten Fallzahlen[38]

Berlin (und Umkreis von 25 km)

	Prostatakrebs (Mindestmenge 55)	Brustkrebs (Mindestmenge 150)	Künstliches Kniegelenk (Mindestmenge 107)	Künstliches Hüftgelenk	Herzkatheter
1.	Charité Universitätsmedizin Berlin: 868	HELIOS Klinikum Berlin Buch: 1265	Oberlinklinik ggmbH – Ortopädische Fachklinik Potsdam: 584	Evangelisches Waldkrankenhaus: 694	Charité Universitätsmedizin Berlin: 18184
2.	Vivantes Auguste-Viktoria-Klinikum: 338	Evangelisches Waldkrankenhaus: 1146	Evangelisches Waldkrankenhaus: 310	Oberlinklinik ggmbH – Ortopädische Fachklinik Potsdam: 595	Unfallkrankenhaus Berlin: 8529
3.	HELIOS Klinikum Berlin Buch: 335	Vivantes Klinikum Am Urban: 882	Immanuel-Krankenhaus: 288	Charité Universitätsmedizin Berlin: 499	Deutsches Herzzentrum Berlin: 3114
4.	Vivantes Klinikum Am Urban: 224	Klinikum Ernst von Bergmann – gemeinnützige GmbH: 767	Parkklinik: 245	HELIOS Klinikum Emil von Behring: 377	Ev.-Freik. KH und HZ in Brdbg. In Bernau: 3046
5.	Klinikum Ernst von Bergmann – gemeinnützige GmbH: 215 / Franziskus-Krankenhaus Berlin: 215	Charité Universitätsmedizin Berlin: 687	Vivantes Auguste-Viktoria-Klinikum: 229	DRK Kliniken Berlin-Westend: 365 / Vivantes Auguste-Viktoria-Klinikum: 365	Vivantes Klinikum Am Urban: 2539
6.	Vivantes Klinikum Neukölln: 187	Sankt Gertrauden-Krankenhaus GmbH: 571	Vivantes Klinikum im Friedrichshain: 227	Vivantes Klinikum im Friedrichshain: 351	Vivantes Humboldt-Klinikum: 2496
7.	St. Hedwig-Krankenhaus Berlin: 157	DRK Kliniken Berlin-Westend: 483	Charité Universitätsmedizin Berlin: 197	Parkklinik: 322	HELIOS Klinikum Berlin Buch: 2397

133

Hamburg (und Umkreis von 25 km)

	Prostatakrebs (Mindestmenge 55)	Brustkrebs (Mindestmenge 150)	Künstliches Kniegelenk (Mindestmenge 107)	Künstliches Hüftgelenk	Herzkatheter
1.	Universitätsklinikum Hamburg-Eppendorf: 819	Diakonie-Klinikum Hamburg gemeinnützige GmbH: 1060	ENDO-Klinik Hamburg GmbH: 974	ENDO-Klinik Hamburg GmbH: 1727	ASKLEPIOS Klinik St. Georg: 5382
2.	Martini-Klinik am UKE: 496	ASKLEPIOS Klinik Barmbek: 939	Park-Klinik Manhagen (Klinik für Orthopädie, Klinik für Augenheilkunde), Großhansdorf: 644	Albertinen-Krankenhaus/ Albertinen-Haus: 583	Albertinen-Krankenhaus/ Albertinen-Haus: 4205
3.	Kath. Marienkrankenhaus GmbH: 302	Universitätsklinikum Hamburg-Eppendorf: 793	Albertinen-Krankenhaus/ Albertinen-Haus: 285	Klinikum Eilbek Schön Klinik: 445	Universitäres Herzzentrum Hamburg GmbH: 3815
4.	ASKLEPIOS Klinik Harburg: 257	Albertinen-Krankenhaus/ Albertinen-Haus: 463	Klinikum Eilbek Schön Klinik: 204	Krankenhaus Winsen (Luhe): 319	Universitätsklinikum Hamburg-Eppendorf: 1490
5.	ASKLEPIOS Klinik Barmbek: 248	Kath. Marienkrankenhaus GmbH: 275	Klinik Dr. Guth: 193	Park-Klinik Manhagen (Klinik für Orthopädie, Klinik für Augenheilkunde), Großhansdorf: 277	ASKLEPIOS Klinik Barmbek: 1328
6.	Klinikum Eilbek Schön Klinik: 183	ASKLEPIOS Klinik Nord: 248	Krankenhaus TABEA GmbH: 189	Elbe Klinikum Buxtehude: 271	ASKLEPIOS Klinik Altona: 953
7.	Albertinen-Krankenhaus/ Albertinen-Haus: 165	Ev. Amalie Sieveking-Krankenhaus: 239	Krankenhaus Winsen (Luhe): 170	Kath. Marienkrankenhaus GmbH: 230	Regio Kliniken gGmbH Klinikum Pinneberg: 835

Hannover (und Umkreis von 25 km)

	Prostatakrebs (Mindestmenge 55)	Brustkrebs (Mindestmenge 150)	Künstliches Kniegelenk (Mindestmenge 107)	Künstliches Hüftgelenk	Herzkatheter
1.	Klinikum Region Hannover GmbH Krankenhaus Siloah: 268	Klinikum Region Hannover GmbH Krankenhaus Nordstadt: 478	Diakoniekrankenhaus Annastift gGmbH: 493	Diakoniekrankenhaus Annastift gGmbH: 807	Klinikum Region Hannover GmbH Robert-Koch-Krankenhaus Gehrden: 1962
2.	Medizinische Hochschule Hannover: 229 / Vinzenzkrankenhaus Hannover gGmbH: 229	Diakoniekrankenhaus Henriettenstiftung gGmbH: 449	Diakoniekrankenhaus Henriettenstiftung gGmbH: 330	Vinzenzkrankenhaus Hannover gGmbH: 519	Klinikum Region Hannover GmbH Krankenhaus Siloah: 1536
3.	Diakoniekrankenhaus Friederikenstift gGmbH: 172	Vinzenzkrankenhaus Hannover gGmbH: 169	Vinzenzkrankenhaus Hannover gGmbH: 188	Diakoniekrankenhaus Friederikenstift gGmbH: 255	Vinzenzkrankenhaus Hannover gGmbH: 1002
4.	Klinikum Region Hannover GmbH Krankenhaus Großburgwedel: 109		Diakoniekrankenhaus Friederikenstift gGmbH: 154	Klinikum Region Hannover GmbH Krankenhaus Nordstadt: 177	DRK-Krankenhaus Clementinenhaus: 731
5.	Klinikum Region Hannover GmbH Robert-Koch-Krankenhaus Gehrden: 83		Sophien-Klinik: 125	Klinikum Region Hannover GmbH Robert-Koch-Krankenhaus Gehrden: 171	Klinikum Region Hannover GmbH Agnes-Karll-Krankenhaus Laatzen: 129
6.			Klinikum Region Hannover GmbH Robert-Koch-Krankenhaus Gehrden: 116	Klinikum Region Hannover GmbH Krankenhaus Lehrte: 164	Klinikum Region Hannover GmbH Oststadt-Heidehaus: 87
7.				Medizinische Hochschule Hannover: 138	Klinikum Region Hannover GmbH Krankenhaus Nordstadt: 38

135

Köln (und Umkreis von 25 km)

	Prostatakrebs (Mindestmenge 55)	Brustkrebs (Mindestmenge 150)	Künstliches Kniegelenk (Mindestmenge 107)	Künstliches Hüftgelenk	Herzkatheter
1.	Klinikum Leverkusen ggmbH: 318	St. Elisabeth-Krankenhaus GmbH: 573	Eduardus-Krankenhaus ggmbH: 526	Eduardus-Krankenhaus ggmbH: 670	Uniklinik Köln: 4928
2.	Heilig-Geist-Krankenhaus: 316	Evangelisches Krankenhaus Bergisch Gladbach: 335	Krankenhaus der Augustinerinnen: 345	Krankenhaus der Augustinerinnen: 597	St. Vinzenz-Hospital: 3719
3.	Uniklinik Köln: 238	Uniklinik Köln: 322	Remigius-Krankenhaus-Opladen: 294	Marien-Krankenhaus: 542	Klinikum Leverkusen ggmbH: 2689
4.	Kliniken der Stadt Köln ggmbH-Holweide: 206	Klinikum Leverkusen ggmbH: 305	St. Josef-Hospital: 273	St. Josef-Hospital: 420	Evangelisches Krankenhaus Bergisch Gladbach: 2649
5.	Malteser Krankenhaus Bonn/Rhein-Sieg: 199	Kliniken der Stadt Köln ggmbH-Holweide: 244	Dreifaltigkeits-Krankenhaus Köln-Braunsfeld: 260	Remigius-Krankenhaus-Opladen: 396	Kliniken der Stadt Köln ggmbH-Krankenhaus Merheim: 1691
6.	St. Josef-Hospital: 167	Evangelisches Krankenhaus Köln Weyertal ggmbH: 241	Marien-Krankenhaus: 216	St. Franziskus-Hospital: 336	Krankenhaus Porz am Rhein ggmbH: 1394
7.	Marien-Krankenhaus: 163	St. Josef-Hospital: 239	St. Franziskus-Hospital: 189	St. Josef-Hospital: 317	St. Katharinen-Hospital GmbH: 1265

Dresden (und Umkreis von 25 km)

	Prostatakrebs (Mindestmenge 55)	Brustkrebs (Mindestmenge 150)	Künstliches Kniegelenk (Mindestmenge 107)	Künstliches Hüftgelenk	Herzkatheter
1.	Universitätsklinikum Carl Gustav Carus, Anstalt öffentlichen Rechts: 1071	Universitätsklinikum Carl Gustav Carus, Anstalt öffentlichen Rechts: 469	Krankenhaus Dresden-Friedrichstadt, Städtisches Klinikum: 310	Universitätsklinikum Carl Gustav Carus, Anstalt öffentlichen Rechts: 581	Herzzentrum Universitätsklinik – An der Technischen Universität: 6573
2.	Diakonissenkrankenhaus Dresden: 296	Krankenhaus St. Joseph-Stift Dresden: 288	Universitätsklinikum Carl Gustav Carus, Anstalt öffentlichen Rechts: 285	Krankenhaus Dresden-Friedrichstadt, Städtisches Klinikum: 429	Krankenhaus Dresden-Friedrichstadt, Städtisches Klinikum: 1715
3.	Krankenhaus Dresden-Friedrichstadt, Städtisches Klinikum: 147	Elblandkliniken Meißen-Radebeul GmbH & Co. KG Standort Radebeul: 255	Elblandkliniken Meißen-Radebeul GmbH & Co. KG Standort Meißen: 249	Elblandkliniken Meißen-Radebeul GmbH & Co. KG Standort Meißen: 276	Klinikum Pirna: 728
4.	Klinikum Pirna: 134	Krankenhaus Dresden-Friedrichstadt, Städtisches Klinikum: 217	Krankenhaus St. Joseph-Stift Dresden: 202	Weißeritztal-Kliniken: 259	Städtisches Krankenhaus Dresden-Neustadt: 343
5.	Klinik Dresden Wachwitz: 102	Klinik Dresden Wachwitz: 156	Weißeritztal-Kliniken: 199	Krankenhaus St. Joseph-Stift Dresden: 161	Universitätsklinikum Carl Gustav Carus, Anstalt öffentlichen Rechts: 253
6.			Elblandkliniken Meißen-Radebeul GmbH & Co. KG Standort Radebeul: 157	Klinikum Pirna: 132	Asklepios-ASB Klinik Radeberg: 62
7.				Elblandkliniken Meißen-Radebeul GmbH & Co. KG Standort Radebeul: 124	

Stuttgart (und Umkreis von 25 km)

	Prostatakrebs (Mindestmenge 55)	Brustkrebs (Mindestmenge 150)	Künstliches Kniegelenk (Mindestmenge 107)	Künstliches Hüftgelenk	Herzkatheter
1.	Klinikum Stuttgart Katharinenhospital (KH): 361	Marienhospital Stuttgart: 555	Karl-Olga-Krankenhaus GmbH: 691	Diakonie-Klinikum Stuttgart: 882	Klinikum Esslingen: 5766
2.	Karl-Olga-Krankenhaus GmbH: 272	Klinikum Sindelfingen-Böblingen Kliniken Böblingen: 441	Klinikum Sindelfingen-Böblingen Kliniken Sindelfingen: 432	Klinikum Sindelfingen-Böblingen Kliniken Sindelfingen: 643	Robert-Bosch-Krankenhaus: 3130
3.	Diakonie-Klinikum Stuttgart: 251	Robert-Bosch-Krankenhaus: 365	Orthopädische Klinik Markgröningen gGmbH: 368	Orthopädische Klinik Markgröningen gGmbH: 570	Klinikum Ludwigsburg: 1670
4.	Kreiskliniken Esslingen Paracelsus-Krankenhaus Ruit: 194	Kreiskliniken Esslingen Klinikum Kirchheim-Nürtingen Klinik Nürtingen: 223	Diakonie-Klinikum Stuttgart: 273	Karl-Olga-Krankenhaus GmbH: 562	Klinikum Stuttgart Katharinenhospital (KH): 1321
5.	Klinikum Ludwigsburg: 133	Kreiskliniken Esslingen Paracelsus-Krankenhaus Ruit: 212	Klinikum Stuttgart Bürgerhospital (BH): 158	Marienhospital Stuttgart: 280	Klinikum Sindelfingen-Böblingen Kliniken Sindelfingen: 1303
6.	Klinikum Sindelfingen-Böblingen Kliniken Sindelfingen: 97	Klinikum Ludwigsburg: 208	Krankenhaus Bietigheim: 129	Kreiskliniken Esslingen Klinikum Kirchheim-Nürtingen Klinik Nürtingen: 245	Klinikum Stuttgart – Olgahospital (OH): 997
7.		Klinikum Stuttgart Katharinenhospital (KH): 163	Klinikum Stuttgart Katharinenhospital (KH): 107	Kreiskliniken Esslingen Paracelsus-Krankenhaus Ruit: 243	Marienhospital Stuttgart: 904

138

München (und Umkreis von 25 km)

	Prostatakrebs (Mindestmenge 55)	Brustkrebs (Mindestmenge 150)	Künstliches Kniegelenk (Mindestmenge 107)	Künstliches Hüftgelenk	Herzkatheter
1.	Klinikum der Universität München: 507	Klinikum der Universität München: 931	Sana Klinik München-Sendling: 577	Sana Klinik München-Sendling: 1853	Deutsches Herzzentrum München – Klinik an der Technischen Universität München: 7519
2.	Klinikum rechts der Isar der Technischen Universität München: 479	Rotkreuzklinikum Frauenklinik München gGmbH: 830	Krankenhaus Barmherzige Brüder München: 459	Krankenhaus Barmherzige Brüder München: 676	Klinikum der Universität München: 7901
3.	Urologische Klinik Dr. Castringius München-Planegg: 453	Klinikum rechts der Isar der Technischen Universität München: 762	Rotkreuzklinikum Frauenklinik München gGmbH: 230	Klinikum der Universität München: 349	Klinikum Bogenhausen: 3298
4.	Klinikum Harlaching: 279	Klinikum Dachau: 341	Orthozentrum München: 171	Rotkreuzklinikum Frauenklinik München gGmbH: 343	Klinikum Dachau: 2819
5.	Krankenhaus Barmherzige Brüder München: 270	Klinikum Neuperlach – Akademisches Lehrkrankenhaus der Ludwig-Maximilians-Universität: 287	Klinikum der Universität München: 147	Klinikum Dritter Orden: 313 / Sana Klinik München-Solln: 313	Klinik Augustinum: 2400
6.	Klinikum Bogenhausen: 235	Klinikum Dritter Orden: 234	Klinikum Dachau: 138	Orthozentrum München: 251	Klinikum München-Pasing: 2091
7.	Klinikum Starnberg: 140	Frauenklinik Dr. Geisenhofer GmbH: 218	WolfartKlinik: 122	Klinikum rechts der Isar der Technischen Universität München: 250	Klinikum rechts der Isar der Technischen Universität München: 2014

139

Krebstherapie

Der Statistik zufolge werden in der Bundesrepublik vierzig von hundert Menschen im Laufe ihres Lebens an Krebs erkranken, fünfundzwanzig daran sterben. Obwohl die wichtigsten Maßnahmen zur Vorbeugung in unserem Land bei weitem noch nicht ausgeschöpft sind, wie in Kapitel 2 ausgeführt wurde, lassen sich viele Krebserkrankungen, zum Beispiel Leukämie, Lymphknoten- oder Bauchspeicheldrüsenkrebs, kaum durch Vorbeugung verhindern. Daher kommt es gerade bei der Krebsbekämpfung sehr auf die Qualität der Behandlung an.

Im Jahr 2005 erschien eine Studie des Tumorzentrums der Universität München, die nahelegte, dass sich die Heilungschancen für Brustkrebs in den 20 Jahren von 1980 bis 2000 so gut wie nicht verbessert hätten.[39] Obwohl dies sicher eine sehr pessimistische und auch nicht ganz unumstrittene Studie war, stimmt es leider, dass die Krebsbehandlung noch weit von einem Durchbruch entfernt ist. Oft ist die Lebenserwartung der Patienten im Durchschnitt nur um einige Monate gestiegen. Echte Erfolge gab es bislang nur bei wenigen Krebserkrankungen, dazu zählen insbesondere die Blutkrebserkrankungen und die Lymphome.[40] Aber auch bei der Behandlung von Darmkrebs und Hodenkrebs konnten Erfolge erzielt werden.[41]

Gerade weil die Fortschritte insgesamt so gering sind und die Folgen der Erkrankung so gravierend, ist es für den Krebspatienten lebensentscheidend, die beste Klinik für seine Behandlung auszuwählen. Bei Krebserkrankungen gibt es meist keine zweite Chance, den richtigen Arzt zu wählen. Das ist ein wesentlicher Unterschied zu vielen anderen Krankheiten, bei denen sich Behandlungsfehler oft wieder ausgleichen lassen. Wenn zum Beispiel eine Hüftgelenksoperation misslingt und das eingebaute künstliche Hüftgelenk nicht funktioniert, kann es zur Not in einer anderen Klinik erneuert werden. Das ist sehr ärgerlich und mit großem Leid verbunden, aber in der Regel nicht unmöglich. Eine misslungene Krebsbehandlung kann meist nicht im Nachhinein korrigiert werden. Wenn der Krebs auf die Behandlung nicht reagiert und weiterwächst oder Tochtergeschwülste streut, bedeutet das für den Patienten oft den Tod. Für mich ist es daher rätselhaft, wie viele Patienten heute noch bereit sind, sich außerhalb von spezialisierten Einrichtungen operieren zu lassen. Es ist ja mittlerweile sogar in der breiten Öffentlichkeit bekannt, dass es in der Behandlung große Qualitätsunterschiede gibt – bei kaum einer Krankheit sind sie so groß wie beim Krebs. Fast wöchentlich warnen Ärzte vor zweifelhaften Einrichtungen. So wies der renommierte Homburger Krebsexperte Prof. Michael Pfreundschuh im August 2008 darauf hin, dass Deutschland bei der Überlebensrate bei Krebserkrankungen auch deshalb international nur im Mittelfeld liege, weil hier jeder Facharzt eine Chemotherapie durchführen dürfe. In vielen anderen Ländern sei dies Experten vorbehalten. «Hätten wir das französische System», erklärte Pfreundschuh, «könnten wir in Deutschland allein beim Brustkrebs pro Jahr 3500 Patientinnen mehr heilen als bisher.»[42]

In der rheinischen Kleinstadt Wegberg wurden Krebsoperationen in einem kleinen Privatkrankenhaus unternommen, der behandelnde Arzt war gleichzeitig der Eigentümer der Klinik und schien noch an den sterbenden Krebspatienten sparen zu wollen. Dem mittlerweile angeklagten und zwischenzeitlich in Untersuchungshaft befindlichen Chefarzt wurde vorgeworfen, er habe beispielsweise einer Patientin einen angeblich «pampelmusengroßen» Tumor im Unterbauch operiert, indem er ihr die Galle, einen Teil der Gebärmutter und große Teile des Darms herausgeschnitten habe. Als Todesursache dieser Patientin wurde dann eine Lungenembolie angegeben. Allerdings hatte man der bettlägerigen, übergewichtigen Patientin offenbar auch keine Thrombosestrümpfe angelegt.[43]

Falls sich die Vorwürfe bestätigen sollten, handelt es sich bei diesem Beispiel natürlich um einen besonders krassen Fall von ärztlichem Fehlverhalten. Außerdem traten in jener Klinik nicht nur bei Krebspatienten Qualitätsprobleme auf. Offensichtlich gibt es in Deutschland aber keine noch so schlecht ausgestattete kleine Klinik, die es sich nicht zutrauen würde, Krebspatienten zu behandeln. Hier steht nicht die optimale Versorgung des Patienten im Vordergrund, sondern die in Deutschland gängige Praxis, dass alle Kliniken ihr Stück vom Kuchen abbekommen sollen.

Natürlich wäre es besser, wenn die Politik in der Lage wäre, die Krebsbehandlung auf kompetente Einrichtungen zu konzentrieren. Krebstherapie ist keine Notfallbehandlung, somit kann dem Patienten durchaus eine Anreise von zwanzig oder dreißig Kilometern zugemutet werden. Wenn der Patient wüsste, wie groß die Qualitätsunterschiede der Einrichtungen sind, käme er nie auf die Idee, sich möglichst «wohnortnah» an Krebs behandeln zu lassen. Da wir aber eine solche Spezialisierung politisch noch nicht durchsetzen konnten, muss der Patient selbst handeln.

Insbesondere die Bundesländer sträuben sich dagegen, den Kliniken mit geringer Spezialisierung die Krebsbehandlung zu untersagen. Ihnen geht es dabei um das Überleben dieser Krankenhäuser. Im Gegensatz zu Leistenbrüchen oder Mandeloperationen sorgen Krebsfälle für großen Umsatz. Gerade wenn Patienten sehr krank sind, aber mit möglichst geringem Aufwand – zum Beispiel unter Verzicht auf aufwendige Untersuchungen – behandelt werden, sind sie für die Krankenhäuser makabererweise besonders profitabel. So kommt es, dass Krebspatienten in manchen Kleinstadtkliniken bis zu einem Drittel (!) der Betten belegen und daher oft Cashcows für die Krankenhäuser sind. Würde man diese Patienten in Spezialkliniken verlegen, wäre ihnen zwar eine bessere Behandlung sicher, aber die kleinen Krankenhäuser müssten Personal abbauen und Abteilungen schließen. Bei Krebserkrankungen ist es daher besonders kompliziert, eine geeignete Klinik zu finden.

Die Kleinstadtkliniken haben oft sehr viele Fälle, erfüllen also die Mindestmenge, sind aber wegen des rasanten Fortschritts in den Therapiekonzepten nicht immer in der Lage, die modernste Versorgung anzubieten. Auch fehlen oft die spezialisierten Ärzte, sodass nach dem Motto «Masse statt Klasse» behandelt wird. Die Spezialklinik der Universität oder das Lehrkrankenhaus der Uniklinik verfügen oft über das notwendige Spezialwissen, manchmal fehlen aber dort die nötigen Fälle. Es kommt also bei der Krebsbehandlung auf die Kombination von Spezialisierung und Erfahrung an.

Es gibt in Deutschland eine unheilige Allianz aus Krankenhausgesellschaften, Gewerkschaften und der Kommunalpolitik

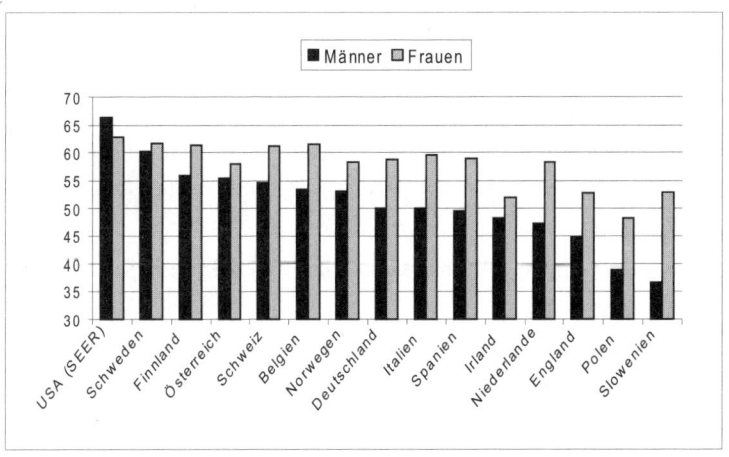

Fünf-Jahres-Überlebensraten bei allen Krebserkrankungen (2000–2002)[44]

zur Erhaltung solcher Kliniken – und damit gegen eine bestmögliche Krebstherapie –, mit der Folge, dass wir im internationalen Vergleich keine guten Behandlungsergebnisse erzielen.

Was kann der Patient unter diesen Umständen tun? Wenn die behandelnden niedergelassenen Ärzte sich mit Krebserkrankungen nicht gut auskennen, sind sie mit der Begleitbehandlung ganz sicher überfordert. Deshalb gilt es zu beachten, dass eine erstklassige Krebsbehandlung in der Regel integriert ist, das heißt, niedergelassene Ärzte und Krankenhausärzte arbeiten intensiv zusammen, wodurch auch die niedergelassenen Ärzte ein Stück weit zu Spezialisten werden. Daher sollte der Patient bei seiner Krankenkasse nachfragen, welche Kliniken in seiner Region Verträge zur integrierten Versorgung von Krebspatienten geschlossen haben und welche niedergelassenen Ärzte daran teilnehmen.

Dies sollte schon geschehen, wenn bei Voruntersuchungen auch nur der Verdacht auf eine Krebserkrankung besteht. Denn es fällt vielen Patienten aufgrund der psychischen Belastung schwer, nach der Diagnose Krebs noch die Klinik zu wechseln. Viele Patienten verfallen dann in einen depressiven Zustand, der es ihnen nicht leichtmacht, noch neue Kliniken und bessere Ärzte zu suchen. Daher sollte die Auswahl der besten Klinik bereits stattfinden, bevor die Diagnose feststeht. Außerdem müssten sonst viele Untersuchungen wiederholt werden, da die Befunde nicht rasch genug übermittelt werden, wodurch man wertvolle Zeit verliert.

Noch günstiger wäre es, wenn die Behandlung ambulant und stationär aus einer Hand erfolgen würde und der spezialisierte Krankenhausarzt auch die ambulante Behandlung seiner Patienten durchführen könnte. Er hätte dann die Gesamtverantwortung für den Patienten, wäre die Anlaufstelle für sämtliche Fragen und würde im Idealfall alle Stadien der Erkrankung kennen. Nur so kann er sich ein Gesamtbild über die Behandlung machen. Nach diesem Modell ist die Versorgung von Krebspatienten in ganz Europa und in den Vereinigten Staaten organisiert – nur nicht in Deutschland.

Es sind hierzulande nicht nur die kleinen nichtspezialisierten Krankenhäuser, die von den lukrativen Krebsbehandlungen, über 400 000 neue Fälle pro Jahr,[45] profitieren; auch die niedergelassenen Ärzte wollen ihren Anteil daran haben. Zumindest die Kassenärztlichen Vereinigungen sehen das so, daher dürfen die im Krankenhaus beschäftigten Krebsspezialisten bei Kassenpatienten keine ambulanten Behandlungen durchführen. So wird die Behandlung aus einer Hand bisher erfolgreich verhindert. Die integrierte Versorgung ist der Versuch, mit dieser Situation so gut wie möglich umzugehen. Mit der Gesundheitsreform 2007 wurde beschlossen, dass die Krankenhäuser in Zukunft zumindest bei vielen Krebserkrankungen ambulant mitbehandeln dürfen, auch gesetzlich Versicherte. Die Erlaubnis dafür müssen allerdings die Bundesländer den Krankenhäusern erteilen. Da die Kassenärztlichen Vereinigungen jedoch massiv gegen diese Öffnung der Krankenhäuser für die ambulante Krebsbehandlung angehen, haben sie bei den Landesregierungen bislang mit Erfolg die Umsetzung des entsprechenden Paragraphen 116b verhindern können. In Nordrhein-Westfalen zum Beispiel hat noch kein einziges Krankenhaus diese Erlaubnis erhalten. Solange dieses Gesetz von den Ländern blockiert wird, muss der Patient seine Krankenkasse nach der integrierten Versorgung befragen.

Noch mehr als bei vielen anderen Krankheiten kommt es in der Krebstherapie neben der Spezialisierung der Klinik auf die Einhaltung von Mindestmengen an – schon deshalb, weil bei geringen Fallzahlen auch die Daten zur Behandlungsqualität (BQS-Daten) wertlos sind, da dann die Statistik keine Auswertung zulässt. Operiert eine Klinik zum Beispiel fünf Fälle von Prostatakrebs pro Jahr und es kommt bei einer Operation zu einer schweren Komplikation, kann es sich um einen Zufall handeln – es ist aber ebenso gut möglich, dass in dieser Abteilung bei hundert Operationen in zwanzig Fällen eine Komplikation auftreten würde. Ob die Abteilung gut oder schlecht ist, kann man bei fünf Operationen pro Jahr statistisch überhaupt nicht auswerten. Vereinfacht ausgedrückt, sind die Qualitätsdaten umso aussagekräftiger, je größer die Fallzahl ist, auf der sie basieren. Daher ist eine hohe Fallzahl zumindest ein Indiz dafür, dass die Klinik über ausreichende Erfahrung mit der Erkrankung verfügt. Leider reichen die Betrachtung der Fallzahl und die Frage nach der integrierten Behandlung bei Krebskrankheiten für die Wahl der Klinik allein noch nicht aus. Hier kommt ein weiterer bedeutsamer Aspekt ins Spiel.

Es sollten nämlich solche Einrichtungen bevorzugt werden, die sich den Prinzipien der Evidenzbasierten Medizin verpflichtet haben. Bei der Krebsbehandlung müssen in jedem Fall die geplanten Untersuchungen und Behandlungen mit dem Standard verglichen werden, der zurzeit von den wissenschaftlichen Fachgesellschaften empfohlen wird. Dies kann Leben retten, da Schätzungen zufolge in Deutschland allein bei der Brustkrebsbehandlung in der Hälfte der Fälle von diesem Standard abgewichen wird.[46]

In der Bundesrepublik wird bei Krebspatienten zu viel herumexperimentiert, Behandlung und Forschung sind hier auf einem unverantwortbar niedrigen Niveau miteinander vermischt. Neue und sehr teure Medikamente werden außerhalb von klinischen Studien in kleinen Krankenhäusern oder Abteilungen eingesetzt, die definitiv nicht die nötige Erfahrung mit diesen Therapien haben.

Ein klassisches Beispiel sind Darmkrebsoperationen mit dem Endoskop. Bei dieser Technik werden statt eines großen Schnittes in der Bauchdecke einige kleine Rohre in den Bauch geschoben, und durch diese wird dann operiert. Dies ist eine für den Patienten schonendere Operation, die aber für den Operateur wegen der eingeschränkten Sicht und der geringeren Beweglichkeit der Instrumente viel schwieriger ist. Fehlen die Erfahrung oder das Können, sind Komplikationen sehr häufig. Auch können Teile des Tumors übersehen werden und nach der Operation weiterwachsen, es kommt zum Rückfall. Dennoch haben Mitte der neunziger Jahre sehr viele Kliniken mit diesem Eingriff begonnen, und er wird auch heute in zahlreichen Abteilungen vorgenommen, die mit einem klassischen Bauchschnitt weniger Probleme hätten. Für den Patienten klingt es zunächst sehr gut, wenn er «minimalinvasiv», also schonender behandelt werden kann. Der Eingriff ist aber nur sinnvoll, wenn er wirklich beherrscht wird.

Ein falsches Vorgehen kann nicht nur tödliche Nebenwirkungen haben, sondern dem Patienten wird darüber hinaus auch noch die bewährte wirksame Behandlung vorenthalten. Auch in der Chemotherapie gibt es große Qualitätsunterschiede. Die Kosten in der Chemotherapie für Krebs haben sich im Zeitraum von 1999 bis 2004 sogar verdoppelt;[47] der Markt der Krebsmedikamente ist das am schnellsten wachsende Segment in der Pharmaindustrie. Vor allem neue und besonders teure Mittel zur sogenannten Antikörpertherapie finden rasch Verbreitung. Statt sie in klinischen Studien zu untersuchen und ihre Anwendung auf Spezialzentren zu beschränken, werden sie mit aller Macht in den Markt gedrückt und landen auch bei Ärzten, die für die Durchführung solcher Therapien völlig unzureichend qualifiziert sind. Falsch eingesetzt, sind die Nebenwirkungen dieser Medikamente enorm, vom Herzinfarkt bis zum Schlaganfall. Deshalb muss man sich in jedem einzelnen Fall die Frage stellen, ob die Behandlung auch wissenschaftlich abgesichert ist. Wenn man das selbst nicht kann – und die meisten Patienten dürften dazu nicht in der Lage sein –, sollte man sich der Hilfe eines an der Behandlung nicht beteiligten Arztes bedienen. Daher würde ich in der

Regel bei der Krebsbehandlung empfehlen, eine Zweitmeinung einzuholen.

Weltweit sind gute Krebszentren in den letzten Jahren ebenfalls dazu übergegangen, zumindest bei den schwierigen Fällen routinemäßig eine Zweitmeinung einzuholen – auch zur eigenen Sicherheit. Bezeichnenderweise stellen gerade die besten Zentren ihre eigene Diagnose und den Therapieplan regelmäßig in Frage, während die Abteilungen zweifelhafter Qualität dafür keinen Bedarf sehen. In den Vereinigten Staaten wird in den Spitzenkliniken für die Krebsbehandlung, wie dem University of Pittsburgh Cancer Institute, Pennsylvania, die Zweitmeinung durch die regelmäßige Fallkonferenz eingeholt.[48]

In Deutschland beginnen einige Universitätskliniken damit, das Konzept der *Comprehensive Cancer Centers* zu übernehmen und weiterzuentwickeln. Besonders fortgeschritten ist in dieser Hinsicht die Krebsversorgung an der Universität Köln und der Bonner Universität. Diese beiden Unikliniken haben ihre Kräfte bei der Krebsbehandlung in einem Krebszentrum (*Center of Integrated Oncology*, CIO) gebündelt und sich das Ziel gesetzt, einen großen Teil ihrer Patienten nach den Kriterien der Evidenzbasierten Medizin zu behandeln. Dabei wird jeder Fall den wissenschaftlich gesicherten Leitlinien entsprechend behandelt, Abweichungen hiervon müssen stets begründet werden. Außerdem werden die schwierigen Fälle in gemeinsamen Konferenzen von Spezialisten im Sinne einer Qualitätsoptimierung durch Zweitmeinung verglichen. An diesen Konferenzen nehmen erfahrene Oberärzte und Professoren teil. Durch diese Vorgehensweise ist die Wahrscheinlichkeit deutlich geringer, dass man auf eine Therapie setzt, deren wissenschaftlicher Ansatz nicht gesichert ist und die somit in der Regel wenig Aussicht auf Erfolg hat.

Damit die Behandlung auch über die Entlassung der Patienten hinaus so fortgesetzt werden kann, wie es die Leitlinien vorsehen, sind die niedergelassenen Ärzte, die in Köln und Bonn Krebsbehandlungen vornehmen, weitestgehend in das Projekt mit eingebunden. Wenn sie sich daran beteiligen – am Anfang gab es noch sehr großen Widerstand –, bekommen sie zusätzliche Honorare von den Krankenkassen.

Man sollte glauben, es sei selbstverständlich, dass die Behandlung so durchgeführt wird, wie es der bestmögliche Therapieerfolg erfordert. Aber normalerweise bezahlen Krankenkassen nur für die Meinung eines Arztes, nicht aber für eine Zweitmeinung. Hier spart das Gesundheitssystem mit Sicherheit am falschen Ende. Überhaupt gilt in der Krebsbehandlung, dass die Klinik, die besonders gründlich arbeitet, finanziell schlechter dasteht. Wenn zusätzliche Tests gemacht werden, die helfen, das Ausmaß der Erkrankung besser zu bestimmen, oder wenn genauer geprüft wird, welche Chemotherapien am wirksamsten sind, gibt es für die Klinik kein zusätzliches Geld. Es wird für gleich schwere Fälle immer dieselbe Pauschale bezahlt. Je weniger von diesem Geld die Klinik ausgibt, desto höher ist also der Gewinn. Darüber wird öffentlich nicht gesprochen, aber die Krebsbehandlung ist der lukrativste Krankheitsmarkt sowohl für die Krankenhäuser als auch für die pharmazeutische Industrie. Der Patient sollte sich darüber im Klaren sein. Unabhängige Zweitmeinungen von Spezialisten sind daher eigentlich unverzichtbar für jeden Patienten.

Es muss unbedingtes Ziel der Gesundheitspolitik sein, zu erreichen, dass die Krebsbehandlung den internationalen Standards der Spitzenmedizin entspricht. Leider sind selbst die deutschen Universitätskliniken nicht durchgehend auf Krebsbehandlungen spezialisiert. In Hamburg werden zum Beispiel mittlerweile so viele Brustkrebsoperationen in einer Privatklinik ehemaliger Oberärzte der Uniklinik durchgeführt, dass die Uniklinik schon fürchtet, dass sie bald nicht mehr genug Fälle haben wird, um Nachwuchsärzte auszubilden.

Grundsätzlich wäre es sicher ein großer Qualitätsgewinn, wenn in Deutschland mehr Krebspatienten in Zentren der Universitäten oder Kliniken ähnlicher Qualität behandelt würden. Solange die Landesregierungen und die Gesundheitspolitik im Bund nicht eingreifen und die Spezialisierung erzwingen, muss der einzelne Patient sich umso gründlicher informieren. Dabei muss er sich vor besagten Pseudozentren hüten, jenen Einrichtungen, die zwar nur wenige Fälle behandeln, sich aber trotzdem Zentrum nennen, weil dieser Begriff in der Krebsbehandlung nicht geschützt ist. Jede Einrichtung darf sich «Zentrum» nennen. Auch die erwähnte Wegberger Klinik war angeblich eine Spezialklinik für die minimalinvasive (das heißt «schonende») Chirurgie.[49] Das klingt makaber, wenn man bedenkt, wie viele Menschen allein in dieser Klinik gestorben sind.

Wie eingangs erwähnt, birgt die an sich begrüßenswerte Tatsache, dass ein immer größerer Teil der Krebsbehandlung ambulant erfolgen kann, für den Patienten ein nicht unerhebliches Risiko, sofern sie von einem niedergelassenen Facharzt und nicht von einer Spezialklinik durchgeführt wird. Zunächst fehlt in der Arztpraxis der Austausch einer Gruppe von spezialisierten Ärzten über den Fall. Die Wahrscheinlichkeit, dass zwölf oder sechzehn Spezialistenaugen etwas übersehen, ist schlicht geringer, als wenn ein einzelner Arzt mit dem Fall betraut ist. Zum Zweiten werden in der Spezialklinik alle nötigen Geräte und Therapien vorgehalten und nicht nur diejenigen, die sich für den Einzelarzt als Unternehmer rechnen. Und zum Dritten sind, um es ganz offen auszusprechen, die Verbindungen der niedergelassenen Krebsärzte zur pharmazeutischen Industrie meines Erachtens häufig zu eng.

In der Praxis eines niedergelassenen Krebsarztes werden oft

Chemotherapien im Wert von mehreren Millionen Euro pro Jahr eingesetzt. Die Firmen kämpfen bei jedem dieser niedergelassenen Onkologen um den Einsatz ihrer Produkte. Die Versuchung, dass der Arzt hier von den wirtschaftlichen Aspekten bei der Wahl der Chemotherapie beeinflusst wird, ist sehr groß, besonders dann, wenn es keine Zweitmeinung oder Kontrolle der Behandlung durch Dritte gibt. Setzt der niedergelassene Krebsarzt ein neues Medikament ein, dessen Wirkung noch nicht wissenschaftlich gesichert ist, trägt der Patient das volle Risiko – und der Arzt kassiert den vollen Gewinn. Und da der Pharmaproduzent ein Interesse an der Vermarktung seines Produktes hat, wird er in der Regel den Arzt in eine sogenannte Anwendungsbeobachtungsstudie (ABS) einbeziehen, eine Art gesetzlich erlaubte Bestechung. Der Arzt dokumentiert seine Beobachtungen bei der Behandlung mit dem Medikament und erhält für das Ausfüllen der Bögen bis zu 2000 Euro pro Patienten.

Der Patient glaubt, dass er von den Ergebnissen der neuesten medizinischen Forschung profitiert. In Wirklichkeit ist er ein Versuchskaninchen, und die Erfahrungen, die mit seiner Behandlung gemacht werden, dienen noch nicht einmal der Wissenschaft, da die Anwendungsstudien wegen ihrer schlechten Qualität nicht genutzt werden dürfen, um die Wirksamkeit des Medikaments zu untersuchen. Wenn der Patient also eine ambulante Krebsbehandlung wünscht und diese von der Klinik nicht angeboten werden kann, sollte er nur diejenigen niedergelassenen Ärzte auswählen, die ihre Behandlung im Verbund mit einer Spezialklinik durchführen. Das ist zum Beispiel bei den meisten der niedergelassenen und Krebs behandelnden Ärzte in Köln der Fall.

151

Zweiklassenmedizin

Die in Kapitel 2 und 3 angesprochenen Probleme bei der Vorbeugung und Behandlung gelten sowohl für gesetzlich als auch für privat Versicherte. Es ist sicher falsch zu glauben, dass alle Mängel im deutschen Gesundheitssystem auf die Zweiklassenmedizin zurückzuführen wären. Die fahrlässige Vernachlässigung der Vorbeugung beispielsweise trifft gesetzlich und privat Versicherte gleichermaßen. Auch privat Versicherten fehlt es oft an einem guten Hausarzt, und auch sie werden nicht selten in der falschen Klinik behandelt. Dennoch ist der gesetzlich Versicherte in unserem Gesundheitssystem deutlich schlechter gestellt, auch wenn er häufig wesentlich mehr für seine Versicherung bezahlt als privat Versicherte.

Die wichtigste Ursache dafür liegt in der fehlenden Bereitschaft von hochqualifizierten Ärzten und Spezialzentren, gesetzlich Versicherte überhaupt zu behandeln. Schon aus Zeitgründen muss jeder Spezialist für einen Patienten, den er behandelt, mehrere andere ablehnen. Im Prinzip bewerben sich die Patienten um die Behandlung beim Spezialisten, er sucht die Patienten nicht nach der Reihenfolge oder der Schwere des Falles aus. Entscheidend für die Auswahl ist meist, ob der Patient privat versichert ist. Denn schließlich erhöht sich das Einkommen eines Universitätsprofessors, der einen schweren Krebsfall der Techniker Krankenkasse operiert, um keinen einzigen Euro, er verdient genauso viel, wie er auch ohne den Eingriff bekommen hätte. Behandelt er stattdessen einen Patienten der DKV, erhöht er sein privates Einkommen vor Steuern und nach den Abgaben an die Klinik unter Umständen um mehrere tausend Euro. Deshalb wird er fast immer den Patienten der DKV bevorzugen.

Einem Privatpatienten passiert es fast nie, dass er von einem Spezialisten abgelehnt wird, dem gesetzlich Versicherten hingegen sehr oft. Er kann sogar das Pech haben, schon beim nieder-gelassenen Facharzt keinen Termin zu bekommen, geschweige denn beim Universitätsprofessor. Das spielt natürlich keine große Rolle, wenn man an einer Erkältung leidet oder sich eine Leis-tenbandverletzung zugezogen hat. Bei schweren Erkrankungen macht es aber sehr wohl einen Unterschied, ob man gesetzlich oder privat versichert ist und von wem man behandelt wird – oder eben nicht.

Von einigen Fachleuten wurde mir vorgeworfen, dass ich mit einem Buch wie diesem das Problem der Zweiklassenmedizin noch verstärke, denn von Ratschlägen, wie man sich einen Spezialisten aussucht, würden nur Privatpatienten profitieren, weil der Spezialist sich ohnehin weigern werde, die gesetzlich Versicherten zu behandeln. Schließlich wurde mir sogar von der Gesundheitsministerin schon einmal vorgeworfen, dass ich zum Schluss noch Reklame für die private Krankenversicherung machen würde, wenn ich auf den besseren Zugang der privat Ver-sicherten zu Spezialisten verweise. Ein ranghoher Funktionär der privaten Assekuranz meinte unlängst halb scherzhaft, er wolle den Außendienst seiner Unternehmen mit meinem neuen Buch ausstatten. Das kann natürlich nicht Zweck des Buches sein. Daher hier einige Tipps für die gesetzlich Versicherten, damit sie sich im System der Zweiklassenmedizin besser durchsetzen können.

Zunächst einmal ist es schockierend zu erfahren, dass die gesetzlichen Krankenkassen – obwohl sie immer wieder mit Stu-dien konfrontiert werden, die zeigen, dass ihre eigenen Versicher-ten keinen Termin beim Facharzt oder Spezialisten bekommen – nichts dagegen unternehmen. Sie beklagen sich allenfalls bei der Politik, nutzen jedoch ihre Spielräume nicht aus.

Wenn der eigene Versicherte erst mit großer Verzögerung einen Termin bekommt, in der Zwischenzeit aber viele privat Versicherte behandelt werden, muss die Krankenkasse ihre Mitglieder schützen. Dies kann geschehen, indem sie selbst den Termin für die Versicherten macht oder gezielt mit Ärzten kooperiert, die die eigenen Versicherten nicht benachteiligen. Die Krankenkassen könnten regional Listen an ihre Mitglieder schicken, in denen diejenigen Ärzte aufgeführt sind, bei denen die Versicherten der jeweiligen Krankenkasse besonders schnell einen Termin bekommen haben, aber auch jene Ärzte, bei denen das nicht der Fall war. Da ein Arzt gegen geltendes Recht verstößt, wenn er einen privat Versicherten gegenüber einem gesetzlich Versicherten mit derselben Krankheit bevorzugt, wäre es den Kassen zudem möglich, juristisch gegen diese Ärzte vorzugehen. Weiterhin könnten zusätzliche Honorare für Spezialisten gezahlt werden, die gesetzlich Versicherte terminlich und fachlich ebenso gut betreuen wie privat Versicherte.

Wenn also ein Patient beim Facharzt oder in einer Spezialklinik keinen Termin bekommt, sollte er seine Krankenkasse einschalten. Falls sie sich für nicht zuständig erklärt oder sich weigert, die Rechte des Versicherten durchzusetzen, sollte man einen Krankenkassenwechsel erwägen. Es gibt Krankenkassen, die sich hier engagieren. Die AOK Rheinland/Hamburg zum Beispiel bietet ihren Patienten für den Fall, dass diese im Krankheitsfall aufgrund schwieriger Terminsituation keinen zeitnahen Arzttermin bekommen, die Möglichkeit, sich an ihre Kasse zu wenden. Diese organisiert für den Patienten einen Termin innerhalb von drei Tagen bei einem geeigneten Arzt.[50]

Um im Bedarfsfall durch einen Universitätsspezialisten behandelt werden zu können, wird aber der Gang zur Krankenkasse nicht ausreichen. Denn selbst wenn man in der Spezialklinik einen Termin bekommen sollte, gibt es sehr große Unterschiede in der Behandlung von gesetzlich und privat Versicherten, was die Kliniken natürlich vehement bestreiten. Tatsache ist aber, dass beim privat Versicherten in der Regel alle Möglichkeiten genutzt werden, die eine Spezialklinik bietet, einschließlich der Beteiligung des Klinikleiters an der Behandlung. Oft werde ich darauf hingewiesen, dass es kein Vorteil sein muss, wenn ein Chefarzt sich in die Behandlung einmischt. Das mag zwar für den sechzigjährigen Leiter eines Stadtkrankenhauses gelten, der vielleicht nicht mehr ganz topfit ist, aber hier geht es um die renommierten, wissenschaftlich wie klinisch besonders ausgewiesenen Spezialisten, die als Teil eines Behandlungsteams eher wie Trainer einer Bundesligamannschaft gesehen werden müssen, nicht als Einzeloperateure oder autistische Chefärzte alter Schule. Solche Teams von Spezialisten mit erstklassiger Ausbildung, die eng mit internationalen medizinischen Einrichtungen kooperieren, erreichen bei komplizierten und schweren Erkrankungen die besten Ergebnisse. Auch in der Medizin hat es eine Globalisierung gegeben, und Spezialkliniken sind Teil eines internationalen Verbunds von Forschern und Ärzten, die an der sich stetig beschleunigenden Veränderung der Medizin arbeiten. So gibt es für fast jede schwere Krankheit sowohl Zentren, die ihre Patienten sogar im Rahmen internationaler Studien und somit dem aktuellsten Stand der Medizin entsprechend versorgen, als auch solche, die auf völlig veraltete Behandlungsmethoden vertrauen, nur unterstützt durch eine von der Pharmaindustrie gelenkte Fortbildung. In der Krebstherapie kämpfen somit Zwerge und Giganten gegen dieselben Gegner.

In der Praxis bleibt daher dem gesetzlich Versicherten oft nur der Weg der Zusatzversicherung, um im Bedarfsfall auch den Giganten zum Verbündeten im Kampf gegen die Krankheit gewinnen zu können. Als Gesundheitspolitiker ist es natürlich meine Position, dass in Zukunft die Behandlung durch einen Spezialisten nicht mehr davon abhängen darf, ob jemand eine Zusatzversicherung hat oder nicht. Wie das zu erreichen ist, soll im nächsten Kapitel dargestellt werden. Dort beschreibe ich, was wir als Gesellschaft tun könnten, um aus dem Chaos der Zweiklassenmedizin herauszukommen.

Aber noch ist es nicht so weit, und in der Großen Koalition konnten bisher nur kleine Maßnahmen eingeleitet werden, die auf eine Überwindung der Zweiklassenmedizin zielen. Daher muss man dem gesetzlich Versicherten raten, eine Zusatzversicherung abzuschließen. Dieser Ratschlag ist bitter, weil mir klar ist, dass damit viele auf der Strecke bleiben, die sich das nicht leisten können. Auf der anderen Seite wäre es unehrlich, zu verschweigen, dass in der Praxis die Zusatzversicherung einen großen Unterschied machen kann. Dabei ist besonders die Zusatzversicherung für die Behandlung durch den Chefarzt wichtig.

Eine Zusatzversicherung für bessere Hotelleistungen der Klinik, zum Beispiel Einzelzimmer oder Ähnliches, ist aus medizinischer Sicht überflüssig. Wertvoll ist die Zusatzversicherung, durch die der gesetzlich versicherte Patient im Krankheitsfall wie ein privat Versicherter behandelt wird, weil der behandelnde Arzt ein höheres Honorar abrechnen kann. Seit der letzten Gesundheitsreform können auch die gesetzlichen Krankenkassen die Chefarztbehandlung anbieten.[51] Interessierte können sich bei ihrer Kasse informieren, ob sie einen solchen Tarif anbietet.[52]

Es ist bezeichnend, dass sich die FDP und die privaten Krankenversicherungen dafür einsetzen, dass die gesetzlich Versicherten sich bei ihrer eigenen Kasse nicht besser versichern können. Die gesetzlichen Kassen sollen die in der Gesundheitsreform 2007 geschaffene Möglichkeit, eine Chefarztzusatzversicherung anzubieten, wieder verlieren, sodass nur privat Versicherte eine solche Versorgung bekämen.

Gesundheit ist für den Einzelnen und die Gesellschaft von zentraler Bedeutung, vergleichbar nur noch mit der Bildung. Auf die Bildungspolitik übertragen, würde das Bestreben der FDP und der privaten Versicherungen bedeuten, dass man Kindern aus mittleren Einkommensgruppen den Besuch eines Gymnasiums verbieten würde.

Bei den Zusatzversicherungen der gesetzlichen Kassen für Chefarztbehandlung gilt, dass der Preis nicht vom Gesundheitszustand des Patienten abhängt, sondern vom Alter, wobei die Preise nur moderat ansteigen. Was die meisten Versicherten nicht wissen: Es findet keine Gesundheitsprüfung des Versicherten statt. Im Gegensatz zur privaten Krankenversicherung, die in der Regel den Gesundheitszustand des Versicherten prüft und einen bereits Erkrankten entweder gar nicht oder nur zu einem hohen Tarif versichert, hat der Kranke bei den Zusatzversicherungen der gesetzlichen Krankenversicherungen keinen Nachteil. Weil gerade er besonders auf diese Leistungen angewiesen sein dürfte, kann man ihm diese Zusatzversicherungen nur dringend empfehlen. Ziel der Gesundheitspolitik aber muss es sein, Zusatzversicherungen vollends überflüssig zu machen.

4. THERAPIEVORSCHLÄGE: WIE UNSER GESUNDHEITSSYSTEM VERBESSERT WERDEN KANN

Das deutsche Gesundheitssystem hat alle Voraussetzungen, eines der besten der Welt zu werden. Doch sein Potenzial wird bei weitem nicht ausgeschöpft. Das liegt nicht daran, dass bei uns zu wenig Geld für Gesundheit ausgegeben würde, sondern zum Teil sogar umgekehrt an den im weltweiten Vergleich sehr hohen Kosten. Weil wir nach den Vereinigten Staaten, der Schweiz und Frankreich die vierthöchsten Ausgaben in der Welt haben, ist das System auch besonders interessant als Markt für diverse Anbieter, die in den letzten 30 Jahren immer wieder versucht haben, durch ihre Lobbygruppen die Gesundheitspolitik in ihrem Sinne zu beeinflussen.

In diesem Kapitel soll beschrieben werden, wie man das System verändern müsste, um mit weniger Geld oder den gleichen Ausgaben viel mehr zu erreichen. Hunderttausende Fälle schwerer Krankheiten könnten pro Jahr vermieden oder besser behandelt werden, wenn wir in der Politik den im Folgenden skizzierten Weg gehen würden. Deshalb soll zugleich beschrieben werden, welche Widerstände zu erwarten sind, damit klar wird, warum das Vernünftige nicht automatisch passiert.

In keinem anderen Bereich fällt es so schwer, die richtige Politik durchzusetzen, wie im Gesundheitswesen. Zu viele profitieren von den Kranken und sogar von der falschen Behandlung. Jede bessere Vorsorge von Krankheiten reduziert den Umsatz für diejenigen, die an deren Behandlung verdienen, und jede Begrenzung von Preisen oder unsinnigen Angeboten durch die Gesundheitspolitik bedeutet einen geringeren Profit. Außerdem fehlt nicht nur den Patienten oft das nötige Wissen, um das System effizient zu nutzen, sondern auch längst nicht jeder, der in der Gesundheitspolitik tätig ist, durchschaut, welche Maßnahmen wirklich dazu dienen, die Qualität der Versorgung zu verbessern – und wo es in Wahrheit nur darum geht, Gewinne zu steigern. Hinzu kommt, dass einige wichtige Voraussetzungen für eine sinnvollere Gesundheitspolitik nicht vom Gesundheitsministerium geschaffen werden können, da sie außerhalb seines Zuständigkeitsbereichs liegen; auch darauf soll eingegangen werden.

Ende der Zweiklassenmedizin

Die Zweiklassenmedizin wird in Deutschland zunehmend als Problem erkannt und in der politischen Diskussion der nächsten Jahre eine große Rolle spielen. In keinem anderen Land Europas gibt es zwei Gesundheitssysteme nebeneinander, ein gesetzliches und ein privates. In allen Bereichen unterscheiden sich die Leistungen. Bei gesetzlich Versicherten muss der Arzt darauf achten, dass er das Arzneimittelbudget nicht überzieht, bei privat Versicherten nicht. Für die Behandlung von privat Versicherten wird der niedergelassene Arzt oder der Krankenhauschefarzt besser bezahlt als für die Behandlung eines gesetzlich Versicherten mit derselben Krankheit. Der privat Versicherte kann sich vom Krankenhausspezialisten ambulant versorgen lassen, ihn sozusagen als einen Facharzt nutzen, der gesetzlich Versicherte kann das nicht. Der privat Versicherte bekommt mehr Leistungen erstattet und hat einen besseren Zugang zum System, ob bei der Lasertherapie gegen Kurzsichtigkeit oder bei der Physiotherapie gegen Arthrose. Dennoch beteiligt er sich mit seinen Versicherungsbeiträgen in keiner Weise an den Kosten der Solidargemeinschaft der gesetzlich Versicherten – seine einzige Solidargemeinschaft sind die anderen privilegierten privat Versicherten.

Die Bezieher kleiner Einkommen, fast alle Sozialhilfeempfänger und Arbeitslosen, fast alle Migranten und fast alle Menschen mit Behinderungen sind gesetzlich versichert. Für all diese Gruppen gilt aus ganz unterschiedlichen Gründen, dass sie im Durchschnitt höhere Ausgaben im Gesundheitssystem verursachen, als mit ihren einkommensabhängigen Beiträgen bezahlt werden könnten. Dies trifft übrigens auch auf die Bewohner der neuen Bundesländer zu. 14,3 Prozent des Einkommens fließen dort in das Gesundheitssystem – außer in den USA ist nirgendwo auf der Welt der Anteil des Bruttoinlandsprodukts, der für Gesundheit ausgegeben wird, höher. In Ostdeutschland (ohne Berücksichtigung Berlins) liegt der Ausgabenanteil für Gesundheit am Bruttoinlandsprodukt gar bei 18,6 Prozent und stellt damit endgültig das teuerste System weltweit dar.[1]

Während die privat Versicherten sich nicht an den Solidarleistungen beteiligen, wird von den gut verdienenden gesetzlich Versicherten erwartet, dass sie einen immer höheren Anteil an den Gesamtkosten übernehmen. Damit das Geld der gesetzlich Versicherten reicht, um die Solidarlast zu schultern, musste der Beitragssatz der gesetzlich Versicherten auf 15,5 Prozent angehoben werden. Bereits Ende 2009 dürfte dieser Beitragssatz nicht mehr reichen. Der gesetzlich Versicherte zahlt somit bis zu 7533 Euro pro Jahr in das Solidarsystem ein. Neben dem steigenden Beitragssatz sollen die gesetzlich Versicherten demnächst Zusatzbeiträge oder Kopfpauschalen bezahlen, wodurch Geringverdiener stärker belastet werden. Wenn die Arbeitslosenquote steigt, nimmt selbstverständlich auch die Zahl der Arbeitslosen zu, die medizinische Hilfe brauchen, zumal bei vielen Menschen, die ihre Arbeit verloren haben, nach kurzer Zeit zusätzliche Erkrankungen entstehen – Arbeitslosigkeit ist die wichtigste soziale Ursache für Krankheit. Typisch sind Depressionen, Bluthochdruck, Rückenschmerzen und Herzkrankheiten. Da die Krankenkassenbeiträge von Arbeitslosen jedoch sehr niedrig sind, müssen die noch Beschäftigten entsprechend mehr bezahlen. Daher werden die Beitragssätze weiter steigen. Nur die Einkommensstärksten, die sich als privat Versicherte aus dem Solidarsystem verabschiedet haben, um eine bessere Behandlung genießen zu können, sind von dieser Entwicklung nicht betroffen. Somit ist der gut verdienende gesetzlich Versicherte auch nach der letzten Gesundheitsreform die Melkkuh des deutschen Gesundheitssystems. Nur ein Bruchteil seiner Beiträge kommt ihm selbst zugute, er zahlt für die Solidargemeinschaft, und wenn er einen Termin beim niedergelassenen Arzt benötigt, muss er warten, bis dieser alle privat Versicherten bevorzugt hat. Wird er ernsthaft krank und braucht die Hilfe eines Universitätsprofessors, hängt es vom Glück und von seinen Beziehungen ab, ob er jemals einen Termin bekommt. Wären alle Politiker, Richter und Professoren gesetzlich versichert, könnte sich dieses System keine drei Monate mehr halten.

Um das System überwinden zu können, brauchen wir eine Bürgerversicherung, die für alle Bürger eine Versorgung auf hohem Niveau garantiert. Im Falle schwerer Krankheit sollten alle Bürger gleich behandelt werden, Einkommen, Beruf und Herkunft sollten keine Rolle spielen. Alle Bürger sollten entsprechend ihrem Einkommen in die Solidargemeinschaft einzahlen, entweder über Krankenkassenbeiträge oder über Steuern. Denkbar wäre ein Kombimodell, bei dem der Steueranteil langfristig auf etwa 20 Prozent gesteigert werden könnte. Damit ließen sich die zu erwartenden Mehrkosten im Bereich der Gesundheitsversorgung finanzieren, die auf die steigende Zahl älterer Menschen zurückzuführen sind. Da immer weniger junge Menschen in das System einzahlen, weil die Geburtenrate seit 40 Jahren sinkt, ist es eine Aufgabe der gesamten Gesellschaft und nicht allein der gesetzlich versicherten Arbeitnehmer, die zu erwartende Belastung zu schultern.

Ärzten und Krankenhäusern würde durch die Umstellung auf die Bürgerversicherung insgesamt nicht weniger Geld zur Verfügung stehen. Der Gesetzgeber muss garantieren, dass durch die Einführung der Bürgerversicherung keine Kostensenkung durch die Hintertür umgesetzt wird. Durch die Bürgerversicherung würde sich die Versorgung also nicht verschlechtern, im Gegenteil: Sie würde im Rahmen der Spitzenmedizin, das heißt mit besonderem personellem und technischem Aufwand, aufgewertet. Dazu müssten die Honorare von Ärzten und Kliniken so umverteilt werden, dass für alle Patienten dieselbe Gebührenordnung gilt. Gleichzeitig sollte die Vorbeugemedizin, deren Stärkung uns allen zugutekäme, besser vergütet werden. Damit würde ein Ersatz für das Einkommen geschaffen, das durch den Wegfall der Privatpatienten verloren ginge.

Eine solche Umverteilung der Einkommen wäre aus der Sicht der Gesellschaft allerdings sogar wünschenswert und würde nicht gegen die Einführung der Bürgerversicherung sprechen. Von ihr würden insbesondere die Ärzte profitieren, die bisher kaum Privatpatienten versorgen, dafür aber umso mehr gesetzlich Versicherte mit wenig «lukrativen» Krankheiten.

Wenn es uns nicht gelingt, die Zweiklassenmedizin zu stoppen, wird das den dafür verantwortlichen Parteien langfristig massiv schaden. Die Bürger werden verstehen, dass die Repräsentanten dieser Parteien genauso wie viele andere Meinungsmacher in unserer Gesellschaft ein System verteidigen, von dem sie sich selbst Vorteile versprechen – auf Kosten der Allgemeinheit. Dies kann mittelfristig auch zu Politikverdrossenheit führen. Die Arbeiter und kleinen Angestellten, aber auch jene, die sich zum Beispiel wegen Krankheit nicht privat versichern können, werden es nicht akzeptieren, dass ausgerechnet diejenigen, die ohnehin schon in vieler anderer Hinsicht privilegiert sind, auch noch eine bevorzugte Krankenversorgung genießen. Sie werden zu Recht davon ausgehen, dass aus einer Mischung von Eigeninteresse und dem Lobbyismus derer, die vom jetzigen System profitieren, ein auf der Hand liegendes Unrecht mit fadenscheinigen Argumenten verteidigt wird.

Einige dieser Argumente sollen auch hier vorweggenommen werden. So wird behauptet, dass die Arztpraxen nur deshalb überleben, weil sie auch Privatpatienten haben. Das würde im Rahmen der Bürgerversicherung schon deshalb nicht zutreffen, weil insgesamt ja nicht weniger Geld für die niedergelassenen Ärzte zur Verfügung stünde: Die Umstellung soll schließlich ohne Kürzung der Ausgaben erfolgen. Für Hausärzte sollten wir sogar mehr ausgeben, wie weiter unten ausgeführt werden soll.

Ein weiteres Argument ist, dass die Bürgerversicherung zu Lasten der Qualität gehen würde. Auch das ist Unsinn: Für 90 Prozent der Bevölkerung gibt es schon jetzt große Qualitätsprobleme, und diese nehmen im Rahmen der Zweiklassenmedizin täglich zu. Man sollte daher die Einführung der Bürgerversicherung mit den anderen dargelegten Schritten kombinieren: bessere Vorbeugemedizin, bessere Fortbildung, Spezialisierung der Ärzte und deren gerechtere Honorierung. Außerdem müssen die Patienten, wie in Kapitel 3 beschrieben, stärker in die Therapieentscheidungen eingebunden werden. Eine Bürgerversicherung, die ein solches Programm der Qualitätsverbesserung umsetzen würde, wäre für die jetzt gesetzlich Versicherten und für die jetzt privat Versicherten besser.

Schließlich wird mit Freiheitsrechten der privat Versicherten argumentiert und die Bürgerversicherung als eine Zwangsversicherung diffamiert. Zwar bestünde in der Tat eine Versicherungspflicht für jeden Bürger, aber es darf nicht übersehen werden, dass natürlich eine freie Arztwahl und eine freie Wahl der Krankenkasse möglich wäre, es handelt sich also nicht um eine Einheitsversicherung. Auch wäre nichts dagegen einzuwenden, wenn die Rechte der Krankenkassen im Wettbewerb um eine besonders gute Qualität ihrer Leistungen ausgedehnt würden, indem die Kassen zum Beispiel stärker als heute besonders gute Ärzte oder Kliniken empfehlen dürften. Dass es in Deutschland mehr als 200 Krankenkassen gibt, ist ohnehin unsinnig, viele von ihnen sind zu klein, um ihren Versicherten überall in Deutschland echte Hilfe bei der Versorgung anbieten zu können. Wie soll sich eine Krankenkasse, die über ganz Deutschland verteilt 100 000 Mitglieder hat, wirkungsvoll für diese einsetzen können? Soll sie sich mit der Qualität des Angebots der Ärzte in einer Kleinstadt beschäftigen, wo sie insgesamt 40 Versicherte hat? Ein effektiver Wettbewerb wäre vielleicht zwischen 30 bis 50 Kassen möglich, die in jeder Region gezielt die Qualität der medizinischen Versorgung untersuchen und ihren Patienten aktiv helfen, von den besten Ärzten und Kliniken behandelt zu werden. So kämen wir zu einem sinnvolleren Wettbewerb als dem heutigen, wo sich die Kassen gegenseitig die jüngeren und gesünderen Mitglieder abjagen.

Noch schlimmer wäre es, wenn in Zukunft die lukrativen kranken Versicherten, die besonders billig versorgt werden, den Krankenkassen Gewinn bringen würden. Eine solche Gefahr besteht zumindest durch die Einführung des Gesundheitsfonds, bei dem die Krankenkassen mehr Geld aus dem Finanzausgleich der Kassen bekommen, wenn sie mehr Kranke versichern. Die dahinter stehende Idee ist nicht verkehrt, aber in den Verhandlungen zur Gesundheitsreform hat die CDU darauf bestanden, dass nicht mehr als 80 Krankheiten berücksichtigt werden.[2] Es werden daher aus Sicht der Kassen Krankheiten erster und zweiter Klasse entstehen. Für die Krankheiten erster Klasse gibt es mehr, für die Krankheiten zweiter Klasse weniger Geld als heute. In einer Bürgerversicherung müsste auf jeden Fall mehr Wettbewerb, der den Namen verdient, zwischen den Krankenkassen möglich gemacht werden, und nicht weniger.

Ein weiteres Argument, das gegen die Bürgerversicherung vorgebracht wird, ist die demographische Entwicklung in Deutschland. Die Gegner der Abschaffung der Zweiklassenmedizin werden behaupten, dass wir mehr Kapitaldeckung benötigen, um den demographischen Wandel zu bewältigen, und da die Privatversicherungen über eine Kapitaldeckung verfügen, seien sie für die Herausforderungen besser gewappnet als eine Bürgerversicherung. Die FDP schlägt sogar vor, alle Bürger in die private Krankenversicherung zu überführen. Die derzeitige Wirtschaftskrise zeigt aber, wie gefährlich ein solcher Weg ist. Wie stünde die deutsche Krankenversorgung da, wenn sie vollständig auf die Kapitalrendite angewiesen wäre? Die meisten großen und langfristigen Kapitalanlagen haben 2008 mehr als zwanzig Prozent ihres Wertes verloren. Sollten die Krebskranken billigere Medikamente bekommen, nur weil die Kapitalrendite gesunken ist? Noch in jeder Wirtschaftskrise seit ihrem Bestehen waren die deutschen Krankenkassen leistungsfähig, dieses System hat sich bewährt, die Kassen konnten sogar zahlen, obwohl sich die Einkommensstärksten der Solidarität entzogen haben. Erst seit den achtziger Jahren des letzten Jahrhunderts – ideologisch durch die sogenannte Wende geprägt – bekamen die privaten Krankenversicherungen stärkeren Zulauf. Der beste Schutz der gesetzlichen Krankenkassen vor den Folgen der demographischen Entwicklung liegt aber darin, endlich auch die Einkommensstärksten in dieses System einzubeziehen.

Sollte man sich voll privat versichern?

Weil viele Spezialisten privat Versicherte bevorzugen, habe ich oben bereits zum Abschluss einer Zusatzversicherung für die Chefarztbehandlung geraten. Sollten diejenigen, die noch ganz in die private Krankenversicherung wechseln könnten, von dieser Möglichkeit Gebrauch machen, zumindest für so lange, wie es noch keine Bürgerversicherung gibt? Ich würde aus drei Gründen davon abraten. Der erste ist der, dass man auch durch die preisgünstige Zusatzversicherung bei den gesetzlichen Kassen die gleichen Vorzüge realisieren kann, ohne dass man seine Mitgliedschaft im Solidarsystem aufgeben muss. Es entfällt sogar die unangenehme und für den bereits Erkrankten riskante Untersuchung auf den persönlichen Gesundheitszustand, bei der sich möglicherweise herausstellt, dass man sich nicht oder nur sehr teuer versichern kann oder den Versicherungsschutz zumindest für die entdeckten Krankheiten verliert. Zum Zweiten ist bei der privaten Krankenversicherung in den nächsten Jahren mit massiven Preissteigerungen zu rechnen. Schon seit längerem sind die Preise im Durchschnitt mehr als doppelt so schnell gestiegen wie die Beiträge in der gesetzlichen Krankenversicherung. Das liegt an den hohen Arzt- und Klinikhonoraren und der größeren Zahl von Untersuchungen, die für die privat Versicherten anders als für die gesetzlich Versicherten kaum begrenzt sind. Die Ärzte versuchen zunehmend, die privat Versicherten heranzuziehen, um ihr eigenes Einkommen zu steigern, und Krankenhäuser mit Bettenleerstand setzen alles daran, ihren Anteil an Privatpatienten zu erhöhen. Wenn die Preissteigerungen anhalten, werden sich die Ausgaben pro Versicherten in den nächsten zehn Jahren in der privaten Krankenversicherung verdoppeln. Viele einkommensschwache Rentner oder privat versicherte Witwen von Beamten können heute schon kaum ihre Versicherungsprämie zahlen.

Im Jahr 2007 gab es in der privaten Krankenversicherung nur noch weniger als 60 000 Neuzugänge, im Jahr 1998 waren es noch 170 000. Die Mitglieder der privaten Krankenversicherung sind heute im Schnitt noch jünger als die der gesetzlichen, es wächst aber die Zahl der privat versicherten Baby-Boomer, die in den nächsten Jahren das Alter erreichen, in dem sehr hohe Ausgaben zu erwarten sind. Bei vielen gesetzlichen Krankenkassen ist der Anteil von älteren Menschen bereits stark gestiegen, den privaten steht diese Entwicklung noch bevor. Es ist klar, dass ein System mit 60 000 Neukunden pro Jahr diese demographische Herausforderung nicht überleben kann. Daher hat der Verband der privaten Krankenversicherungen 2008 selbst vorgeschlagen, das jetzige Versicherungsmodell aufzugeben.[3] Dabei sollten die angesparten 120 Milliarden Euro der Versicherten bei den Konzernen bleiben, die Versicherten aber in die gesetzlichen Krankenkassen überführt werden. Zusätzlich wollten die Privaten das Monopol für die Zusatzversicherungen. Selbstverständlich hat die Politik dieses «Angebot» abgelehnt – aber es ist klar, dass die privaten Versicherungen ihre Lage erkannt haben.

Der dritte Grund, der gegen die private Neuversicherung spricht, ist, dass dieses System politisch nicht mehr lange bestehen kann. Der Druck der 90 Prozent gesetzlich Versicherten auf die Abschaffung dieser Form der Zweiklassenmedizin wird noch zunehmen. Selbst wenn es noch einmal eine schwarz-gelbe Koalition geben würde, wovon ich selbst bei den gegenwärtigen Umfrageergebnissen nicht ausgehe, würde das jetzige Modell der privaten Krankenversicherung spätestens bei der ersten Auflage eines SPD-geführten politischen Bündnisses abgeschafft.

Die Prävention und ihre Feinde

Wie entscheidend die Prävention der häufigsten Herz-und-Kreislauf-Erkrankungen ist, wurde im 2. Kapitel dargestellt. Weil man sich gegen viele seltene Krankheiten oder Formen von Krebs kaum wirksam schützen kann, kommt der Prävention der sehr viel leichter zu vermeidenden Herz-und-Kreislauf-Erkrankungen eine umso größere Bedeutung zu.

Der erste Schritt wäre eine deutlich bessere Ernährung. Um hier etwas zu erreichen, müssten die Kinder bereits in der Schule lernen, wie man sich gesund ernährt. Es ist zwar richtig, dass über einige Nahrungsmittel zum Teil widersprüchliche Erkenntnisse vorliegen, aber die meisten großen Gefahren sind bekannt und unstrittig. Dazu gehört insbesondere die Warnung vor den gesättigten Fettsäuren, dem hohen Wurst- und Fleischkonsum, den Transfetten und einem Übermaß an Salz. Wenn man Kindern erklärt, welche Nahrungsmittel aus welchen Gründen ungesund sind, bekommen sie eine Chance, frühe Gefäßschäden zu vermeiden.

Notwendig wäre ein durch die Erkenntnisse der modernen Ernährungswissenschaft abgesichertes Curriculum für das Schulfach «Gesunde Ernährung» sowie ein konsequenter Ausbau des Schulsports. Kinder mit deutlichem Übergewicht müssten besonders gefördert werden. Dabei geht es nicht um eine Stigmatisierung oder um «Schlankheitswahn», ein guter Unterricht kann die Erkenntnis fördern, dass bei viel Bewegung und guter Ernährung der Schlankste nicht der Gesündeste sein muss. Zusammen mit einer Umsetzung der Erkenntnisse in der Schulspeisung in Ganztagsschulen ließe sich vermeiden, dass bereits bei 15-Jährigen die Gefäße irreparabel vorgeschädigt sind.

Würde man durch eine die Gefäße schützende Ernährung und durch mehr Sport erreichen, dass die Arterienverkalkung erst nach der Kindheit einsetzt, käme dies einer Art Impfung gegen das frühe Auftreten schwerer Gefäßkrankheiten gleich. Wenn aber, wie jetzt, bei einem großen Teil der Kinder insbesondere aus sozial schwächeren Schichten die Gefäße bereits vorgeschädigt werden, ist es fast ausgeschlossen, dass diese Kinder das Rentenalter ohne schwere Herz-und-Kreislauf-Erkrankungen erreichen. Schon heute sterben etwa zwanzig Prozent der Geringverdiener vor ihrem 65. Geburtstag, und bei den allermeisten von ihnen sind Herzinfarkte und Schlaganfälle die Todesursache. Seit mehr als zwanzig Jahren steigt nur die Lebenserwartung der Angehörigen mittlerer und höherer Einkommensgruppen, nicht die der Geringverdiener und weniger Gebildeten – in Zukunft könnte sie sogar sinken, wenn es nicht gelingt, das Problem in den Griff zu kriegen.

Unsere Gesellschaft lässt die Kinder, die wegen ihres Übergewichts schon in jungen Jahren an Diabetes oder Bluthochdruck erkranken und sogar Schlaganfälle erleiden können, im Stich und macht allenfalls die Eltern für die Situation verantwortlich. Diese haben in der Regel keine Ahnung, wie stark das Übergewicht ihren Kindern schadet, und brauchen unsere Hilfe, um den eigenen Kindern zu helfen.

Obwohl der Nutzen dieser Vorschläge auf der Hand liegt und viele Politiker sie in Festansprachen unterstützen, geschieht in der Praxis wenig. Die Gründe dafür sind leicht zu erkennen. Die Länderministerien, die für die Lehrpläne verantwortlich sind, haben bisher kein Interesse am Fach «Gesunde Ernährung» gezeigt und würden sich auf die Inhalte nur schwer einigen können. Kein noch so unbedeutendes anderes Schulfach ist bereit, auf eine Unterrichtsstunde zugunsten der Gesundheitserziehung zu verzichten. Viele Lehrer sind der Meinung, Gesundheitserziehung sei Sache der Eltern. Jeder neue Unterrichtsstoff ist nur gegen größten Widerstand der Lehrer durchzusetzen. Hinzu kommt, dass die Lebensmittelindustrie im Allgemeinen und die Fleischindustrie im Besonderen vehement Widerstand gegen Maßnahmen leisten, mit denen die Kinder über die Gefahren einer falschen Ernährung aufgeklärt werden sollen. Ihre Lobbyisten stellen die Zuverlässigkeit der ernährungswissenschaftlichen Erkenntnisse in Frage und bezweifeln, dass man die Ergebnisse internationaler Studien auf Deutschland übertragen kann – Fleisch aus deutschen Landen etwa sei doch wesentlich gesünder. Auch die Gefahren von Salz werden gern heruntergespielt, denn wer vermeiden will, zu viel davon zu sich zu nehmen, muss auf fast alle Konserven und Fertiggerichte verzichten, in denen es massenhaft als Konservierungsmittel eingesetzt wird. Erst auf massiven Druck der Verbraucher kamen in den Vereinigten Staaten salzfreie Produkte auf den Markt, die allerdings in der Regel deutlich teurer sind, da sie zum Beispiel Calcium statt Natrium als Konservierungsstoff enthalten. Viele Verbraucher verzichten auf Fertiggerichte, wenn sie von den Gefahren des hohen Salzgehalts hören. Deshalb wehren sich die Konservenhersteller vehement dagegen, dass im Schulunterricht auf die schädliche Wirkung ihrer Produkte hingewiesen wird; jeder müsse selbst entscheiden, was er für gesunde Ernährung hält.

Trotz all dieser Widerstände sollte gesunde Ernährung ein Schwerpunkt unserer Schulpolitik werden, sonst verspielen wir die Gesundheit einer ganzen Generation. Die Schäden, die wir bei den Kindern von heute anrichten, werden in Zukunft Kosten für unser Gesundheitssystem in dreistelliger Milliardenhöhe verursachen. Uns steht eine Epidemie von zucker- und herzkranken Kindern bevor. Wir müssen alles tun, um sie zu verhindern, und wenn es nötig ist, sich dafür mit der Industrie und den Kultusministern anzulegen, sollte uns das nicht davon abhalten.

Ähnlich dringend sind Reformen der Verbraucherschutzpolitik. Die Verbraucher müssen nicht nur darüber aufgeklärt werden, wie gefährlich Transfette, gesättigte Fette, Salz und Zucker sind, sondern sie müssen sich auch wirksam vor schädlichen Lebensmitteln schützen können. Eine effektive Maßnahme wäre eine Ampelkennzeichnung der Lebensmittel, an der sich erkennen lässt, ob ihr Fett-, Salz- und Zuckergehalt bedenklich hoch ist; in Großbritannien hat sich ein solches System bewährt. Dabei müssten sich die Angaben, wie dort, auf realistische Portionsgrößen beziehen. Wenn dann ein Produkt drei rote Ampeln aufweist, weiß man – ohne sich mit den Details der Ernährungswissenschaft auskennen zu müssen –, dass man bei der üblichen Portion zu viel Fett, Salz und Zucker zu sich nimmt.

Die Gegner der Ampelkennzeichnung aus der Lebensmittelindustrie weisen regelmäßig darauf hin, dass dann gesunde Produkte, die zum Beispiel viel Olivenöl enthalten, falsch «etikettiert» würden: Es sei doch unsinnig, vor einem gesunden Fett zu warnen. Leider höre ich dieses vorgeschobene Argument mittlerweile auch häufig von Kollegen in der Politik, wenn die Lobbyisten unsere Hausflure verlassen haben. Ich bitte sie dann meist, mir ein einziges solches Produkt zu nennen. Schaut man sich nämlich die Supermarktregale an, wird man so gut wie keines finden, das zwar viel Fett, dabei aber nur gesunde Fette enthält. Und was den Zucker- und Salzgehalt angeht, gibt es nie eine Variante, die wirklich gesund wäre. Die meisten Fette sind in hoher Dosierung ungesund, daher ist die Information über einen hohen Fettgehalt immer relevant. Wenn ein Produkt gesunde Fette enthält, aber wegen der hohen Fettmenge eine rote Fettampel bekommt, muss der Hersteller das dem Kunden eben auf der Verpackung erklären. Aber es kann nicht sein, dass ein wichtiges und simples Instrument des Verbraucherschutzes nicht umgesetzt wird, nur weil die Industrie das nicht will und einige wenige Ausnahmen zu berücksichtigen wären.

Gegner diese Ampel-Kennzeichnung behaupten häufig, sie sei

nur dann sinnvoll, wenn sie in ganz Europa eingeführt würde. Sonst würden deutsche Hersteller gegenüber ihren Konkurrenten aus anderen Ländern der EU benachteiligt. Dieses Argument ist nur vorgeschoben und überzeugt bei näherer Betrachtung nicht: Wenn gesunde deutsche Produkte entsprechend gekennzeichnet wären, würde es diesen auf jeden Fall helfen; einen Nachteil haben nur ungesunde deutsche Produkte gegenüber ausländischen ungesunden Produkten, die nicht gekennzeichnet sein müssen. Damit kann der Verbraucher aber leben, wenn er im Gegenzug erfährt, welche die gesunden deutschen Produkte sind.

Wie die Erfahrungen in Großbritannien gezeigt haben, führt die Ampelkennzeichnung dazu, dass mehr gesündere Produkte im Einkaufswagen landen. Eine kompliziertere Form der Kennzeichnung, wie sie auch von einigen Verbraucherschutzverbänden gefordert wird, mag im Einzelfall noch aussagekräftiger sein, aber sie hilft nur einer kleinen Gruppe von besonders gut informierten Verbrauchern, die sich sowieso am gesündesten ernähren. Worauf es jedoch ankommt, ist eine simple Kennzeichnung für die Menschen mit wenig Zeit, geringer Bildung und wenig Geld. Sie können durch eine Ampelkennzeichnung der Lebensmittel ihre Essgewohnheiten ohne großen Aufwand verbessern.

Die Industrie schlägt stattdessen prozentuale Angaben des Tagesbedarfs vor. Das hat für die Hersteller den Vorteil, dass der Verbraucher nicht versteht, was die Werte im Einzelnen bedeuten, und einen hohen Prozentsatz des täglichen Bedarfs womöglich sogar für vorteilhaft hält, obwohl das Gegenteil der Fall ist: Wenn hundert Prozent des täglichen Fettbedarfs ausgewiesen sind, klingt das eher positiv, dabei kann es sich um schädliche Transfette handeln, deren negative Auswirkungen auf die Adern schon vier Stunden nach dem Verzehr gemessen werden können.[4] Der Verbraucher soll an der Nase herumgeführt werden. Der ehemalige Verbraucherschutzminister Horst Seehofer hat leider fast jedes Argument aufgegriffen, das die Lebensmittelhersteller gegen die Ampelkennzeichnung vorgebracht haben, und die Industrie somit wirksam vor dem Verbraucher geschützt. Diese Form von Verbraucherschutz erleben wir viel zu oft.

Um die Vorbeugung zu verbessern, führt auch an der weiteren Einschränkung des Tabakkonsums kein Weg vorbei. Weil die gesündere Ernährung mit Blick auf die Krebsvorbeugung leider viel weniger bringt, als die Öffentlichkeit glaubt, ist die konsequente Nichtraucherpolitik im Prinzip unsere einzige wirksame Methode, den Krebs zu bekämpfen. Das zeigt sich sehr eindrucksvoll in den Vereinigten Staaten, wo die Sterberaten durch Krebs sich von Bundesstaat zu Bundesstaat stark unterscheiden und Wissenschaftler davon ausgehen, dass dies nicht durch Einkommensunterschiede oder Ernährungsgewohnheiten zu erklären ist, sondern vor allem durch die jeweiligen Gesetze zur Tabakkontrolle. In Kentucky zum Beispiel sind sie relativ lax, weshalb dort die höchste Zahl von Krebstoten zu beklagen ist; in Kalifornien hingegen sind sie relativ streng, daher ist dort die Krebssterblichkeit auffallend niedrig.[5] Weil das Rauchen neben Lungenkrebs so viele andere Krebsarten verursacht, lohnt sich hier jede Vorbeugemaßnahme. Dabei kommt dem Schutz der Nichtraucher eine besondere Bedeutung zu. Eine sehr eindrucksvolle Studie beschrieb den Rückgang der Todesfälle durch Herzinfarkte in der amerikanischen Stadt Pueblo. Nur drei Jahre nach Inkrafttreten eines umfassenden Rauchverbots war die Herzinfarktquote um 41 Prozent gesunken.[6]

Ich persönlich finde es traurig, wenn sich jemand, der die Gefahren des Rauchens kennt und weiß, dass sich dadurch sein Krebsrisiko extrem erhöht, dennoch entscheidet, weiterzurauchen. Erkrankt er an Krebs, ist das bedauerlich und aus der Sicht des Betroffenen und seiner Familie eine Tragödie, doch ich möchte nicht in einer Welt leben, in der Menschen zu ihrer

Gesundheit und einer gesunden Lebensweise gezwungen werden.
Es muss zwar eine von der Industrie nicht manipulierte, für jeden
verständliche Aufklärung über die Gefahren des Rauchens geben,
und da man Rauchen als Suchtkrankheit begreifen sollte, muss
die Gesellschaft von den Krankenkassen bezahlte Programme
für diejenigen anbieten, die die Sucht überwinden wollen, aber
Zwang zum Selbstschutz ist mit den Grundsätzen einer liberalen
Gesellschaft nicht vereinbar.

Beim Nichtraucherschutz stellt sich das Problem ganz anders
dar: Der Nichtraucher, der an Krebs erkrankt, weil ein anderer
geraucht hat, hatte selbst oft keine andere Wahl. Der in Deutschland mangelhafte Nichtraucherschutz schädigt insbesondere
die Bezieher niedriger Einkommen, an deren Arbeitsplatz noch
geraucht wird und die es sich nicht leisten können, ihn zu verlieren. Kein Angestellter könnte es sich erlauben, im Beisein seines
Chefs zu rauchen, wenn der das nicht will. Die Sekretärin dieses
Angestellten aber muss den Rauch ertragen und bleibt unge-
schützt. Oft wird die Bitte, nicht zu rauchen, mit polemischen
Bemerkungen wie «Stell dich nicht so an, das bisschen Rauch»
abgetan. Ist sie schwanger, kann ihr Kind behindert sein, nur weil
sie nicht den Mut hat, auf ihr Recht zu pochen. Die Gefahren für
ungeborene Kinder steigen sogar durch Passivrauchen der werdenden Mutter stark an. Muss sie sich täglich sieben Stunden den
Belastungen des Tabakrauchs aussetzen, hat sie ein signifikant
höheres Risiko einer Frühgeburt.[7]

Wie gefährlich das Passivrauchen tatsächlich ist, wird mit jeder
neu erscheinenden Studie klarer. Das Risiko ist bisher deutlich
unterschätzt worden. Daher sollte im Rahmen des Arbeitsschutzes
ein striktes Rauchverbot erlassen werden. Ausnahmen für Gaststätten gleich welcher Größe oder Essensangebote sind absolut
nicht hinnehmbar. Am Arbeitsplatz werden sehr viel harmlosere
Gefährdungen im Rahmen des Arbeitsschutzes bedacht als das

175

Rauchen. Keine Chemikalie oder kein Abgas tötet am Arbeitsplatz auch nur annähernd so viele Menschen wie das Passivrauchen. Mit einem durch den Bund beschlossenen Arbeitsschutz vor Tabakrauch wären auch die peinlichen Ausnahmegesetze der Bundesländer überflüssig, die versuchen, ein Rauchverbot in den Gaststätten umzusetzen. Weil wir im Bund keinen wirklich umfassenden Schutz vor Passivrauch am Arbeitsplatz durchsetzen konnten, wurden die Länder beauftragt, im Rahmen der jeweiligen Gaststättenverordnung die Gäste und das Gaststättenpersonal vor Passivrauch zu schützen. Einige Bundesländer erließen 2008 sehr lockere, andere weitergehende Gesetze. Ein besonders konsequentes Gesetz wurde vom Landtag in Bayern beschlossen, was viele überraschte. Die Lobbygruppen der Gaststättenbetreiber machten aber im Landtagswahlkampf erfolgreich dagegen mobil. In Bayern müssen jetzt wieder mehr Bürger an den Folgen des Passivrauchens erkranken oder sterben, nur weil die CSU in den Landtagswahlen schlecht abgeschnitten hat. Die CSU hat angekündigt, das Gesetz wieder zu lockern, es finden daher kaum noch Kontrollen statt, um seine Einhaltung zu überprüfen. Hier lassen sich die Politiker gegen besseres Wissen von den Gastwirten und den Brauereien erpressen, ein würdeloser Vorgang, der nicht nur die betroffenen Landespolitiker lächerlich macht, sondern beim Bürger auch die Demokratieverdrossenheit fördert.

Damit der Raucher die Gefahren des Rauchens richtig einschätzt, sollten auf den Packungen wie in Kanada oder Belgien Fotos der möglichen Folgen gezeigt werden. Menschen, die regelmäßig rauchen, verkürzen ihr Leben im Durchschnitt um acht Jahre.[8] Diese Information hat so gut wie keine abschreckende Wirkung, die Bilder einer Gehirnblutung allerdings sehr wohl.[9]

Um zu verhindern, dass Kinder zu Rauchern werden, käme es vor allem auf die Erhöhung der Tabaksteuer an. In Studien konnte klar gezeigt werden, dass jede Erhöhung der Tabaksteuer zu einer geringeren Quote von rauchenden Kindern führt.[10] Schließlich müssen Kinder die Zigaretten von ihrem Taschengeld bezahlen. Wenn weitere Erhöhungen der Tabaksteuer politisch nicht durchsetzbar sind, was bei der vorhandenen und möglichen Beteiligung der FDP an Bundes- und Landesregierungen zu erwarten wäre, könnte man folgende Maßnahme ergreifen, um Kinder wirksamer zu schützen: Der Preis jeder Packung wird um zwei Euro angehoben, sie enthält aber eine Rabattmarke von zwei Euro, die nur von Erwachsenen eingelöst werden kann, zum Beispiel bei allen Banken. Eine solche Rabattmarkenpreiserhöhung würde insbesondere die Kinder aus sozial benachteiligten Schichten schützen, die zwar nur 20 Prozent der Kinder eines Jahrgangs stellen, aber 50 Prozent der neuen Raucher. Gerade auf sie hat die Tabakindustrie es abgesehen, und sie nutzt dabei die Erkenntnis, dass ein Suchtraucher nicht geboren, sondern geschaffen wird. Die Deutsche Krebsgesellschaft belegt im Zusammenhang mit den Aktivitäten der Tabakindustrie, dass «die Werbestrategien auf Kinder und Jugendliche abgestimmt [sind] – auch wenn die Zigarettenhersteller beharrlich das Gegenteil behaupten».[11]

Jeder, der vor dem 16. Lebensjahr zu rauchen beginnt, wird mit hoher Wahrscheinlichkeit zum Suchtraucher, wer später anfängt, in der Regel nicht. Wenn das Gehirn in der Phase des Wachstums Nikotin ausgesetzt wird, bilden sich Rezeptoren, die dann für den Rest des Lebens ein Verlangen nach Nikotin erzeugen. Ein Kind, das mit 13 Jahren fünf Zigaretten am Tag raucht, ist für die Tabakindustrie mehr «wert» als fünf 18-Jährige, die eine Zigarette am Tag rauchen. Von diesen fünf werden fast alle wieder mit dem Rauchen aufhören. Für die Tabakindustrie gilt: «Nur der frühe Vogel fängt den Wurm.»

Qualitätsoffensive in der Medizin: Klasse statt Masse

Damit Hausärzte endlich die Schlüsselrolle in der Vorbeugung und beim Kampf gegen die vermeidbaren chronischen Erkrankungen übernehmen können, sollte die Aus- und Fortbildung der Mediziner als Beitrag zum Verbraucherschutz betrachtet werden. Viele Ärzte glauben, es stehe niemandem zu, die Qualität ihrer Arbeit zu beurteilen. Bezeichnend für diese Haltung ist die Äußerung des ehemaligen Präsidenten der Landesärztekammer Baden-Württemberg Professor Kolkmann, «dass die Qualität ärztlicher Leistungen bzw. ärztlicher Tätigkeit und Berufsausübung von niemandem ‹verordnet› wird oder werden kann oder muss. Sie ist vielmehr selbstverständlicher Bestandteil ärztlicher Berufsausübung.»[12] Ich halte es für absurd, den Ärzten selbst die Qualitätssicherung ihrer Arbeit zu überlassen. Wir alle nutzen medizinische Leistungen, daher muss der Gesetzgeber auch hier garantieren, dass der Verbraucher nicht gefährdet wird. Es ist nicht nachzuvollziehen, wieso im Rahmen des Verbraucherschutzes immer höhere Anforderungen an die Verwendung gefährlicher Produkte gestellt werden, in der Medizin jedoch völlig andere Maßstäbe gelten.

Ein Beispiel ist der Bau von Krankenhäusern. Jedes eingesetzte Material muss strengsten Sicherheitsvorschriften und Hygienestandards entsprechen. Gleichzeitig sterben jährlich Tausende Patienten, weil sich die Pflegekräfte und Ärzte vor und nach dem Betreten der Patientenzimmer nicht die Hände waschen.[13] Künstliche Kniegelenke werden so getestet, dass das Material zwanzig Jahre halten muss, bevor es bricht. Aber was hat der Patient von einer solchen Prüfung, wenn sie in der Klinik falsch einsortiert werden? In einem Berliner Krankenhaus wurden die Gelenke für das rechte und das linke Knie verwechselt und mussten dann bei wahrscheinlich 47 Patienten wieder ausgetauscht werden.[14]

Die Wirkung von Arzneimitteln wird mittels Studien im Wert von mehreren hundert Millionen Euro untersucht, aber was nützt das, wenn die niedergelassenen Ärzte die Ergebnisse nicht zur Kenntnis nehmen? Die Anforderungen an die Industrie, Studien zur Wirkung ihrer Medikamente anzustellen, steigen ständig. Die Ärzte jedoch sind nach wie vor nicht verpflichtet, sich über den Forschungsstand zu informieren.

Der Verbraucherschutz kann weder verhindern, dass Kniegelenke in der Klinik vertauscht werden, noch dass sich Ärzte die Hände nicht oft genug waschen. Er kann aber öffentlich machen, welche Kliniken von solchen Problemen öfter betroffen sind als andere. Dazu sollten insbesondere die Ergebnisse der Qualitätssicherung über die bereits erwähnten BQS-Daten verständlich dargestellt und veröffentlicht werden, sodass Patienten sich über jedes Krankenhaus tatsächlich informieren können. Die rechtlichen Voraussetzungen dafür muss die Gesundheitspolitik der nächsten Jahre schaffen.

Was sollte noch geschehen? Die Gesellschaft muss begreifen, dass eine gute Aus- und Fortbildung von Ärzten Geld kostet. So kann sich die Qualität unseres Medizinstudiums nur verbessern, wenn wir mehr Geld in die Hände nehmen, um zusätzliche Lehrkräfte für die Gesundheitsförderung, Qualitätssicherung und die Gesundheitsökonomie einzustellen. Dies muss mit einer Modernisierung unseres Medizinstudiums einhergehen. Gerade in den ersten beiden Jahren der Ausbildung wird zu viel Wert auf anatomische, physiologische, biochemische und physikalische Fakten gelegt, die nur für die wenigen Studenten relevant sind, die später im Labor oder in der Grundlagenforschung arbeiten werden, nicht aber für die praktizierenden Ärzte. Die Inhalte des Medizinstudiums sind noch zu stark an den Anforderungen der ersten Hälfte des letzten Jahrhunderts ausgerichtet – nur in Japan wird ähnlich antiquiert ausgebildet, und das, weil die Japaner sich beim Medizinstudium lange Zeit an Deutschland orientiert haben. Die Studenten sollten sehr viel früher an Patienten herangeführt und statt in den Details der Biochemie oder Physiologie intensiv in den Bereichen der Vorbeugemedizin, der Evidenzbasierten Medizin und in der Gesundheitsökonomie ausgebildet werden. Die Universitäten sollten mit Netzen von Hausärzten kooperieren und den Studenten vermitteln, welch zentrale Bedeutung die hausärztliche Tätigkeit für die Vorbeugung und Behandlung von Krankheiten hat.

Damit die Vorbeugemedizin in Deutschland ein ähnlich hohes Niveau wie in den Vereinigten Staaten oder den skandinavischen Ländern erreicht, brauchen wir dringend mehr Lehrstühle für Epidemiologie. In der Regel wird dieser Fachbereich in Deutschland von den Lehrstühlen der Statistik mit abgedeckt. Das führt dazu, dass nur die Methoden der Epidemiologie unterrichtet werden, aber so gut wie keine Forschung betrieben wird: Bis auf wenige Ausnahmen entstehen in Deutschland keine großen Studien, in denen die Ursachen von Krankheiten und die Möglichkeiten untersucht werden, sie zu verhindern. Wenn wir also erreichen wollen, dass deutsche Studenten sich in diesem Bereich gut auskennen und selbst darin forschen, müssen mehr eigenständige Lehrstühle für Epidemiologie geschaffen werden, und die Curricula müssen diesem für die Gesundheit der Bevölkerung zentralen Bereich mehr Pflichtstunden einräumen.

Auch hier wird seit vielen Jahren Widerstand geleistet. Die deutschen Universitätskliniken verdienen ihr Geld mit der Behandlung von Krankheiten, nicht mit deren Vermeidung. Die Universitätsprofessoren der Spezialfächer wollen, dass die besten Studenten eines Jahrgangs ihr Fachgebiet ergreifen und in ihren Abteilungen arbeiten und forschen, statt in die sogenannten nichtklinischen Fächer zu gehen, zu denen auch die Epidemiologie, Gesundheitsökonomie und Qualitätssicherung gehören. Jedes

Fach kämpft um besonders talentierte und motivierte Medizinstudenten, und leider sind gerade die Fächer bei dieser Verteilung der Talente nicht mit dabei, die für die effizientere Organisation unseres Gesundheitssystems und eine wirksamere Vorbeugung besonders wichtig wären. Wenn wir das ändern wollen, muss auch für die Ausbildung von Medizinstudenten zu Hausärzten mehr Geld zur Verfügung gestellt werden. Die dafür notwendigen Beträge liegen im dreistelligen Millionenbereich und würden sich schon in der ersten Generation besser ausgebildeter Hausärzte amortisieren. Die Kosten, die durch eine unzureichende Hausarztversorgung entstehen, bei der die Vorbeugung chronischer Krankheiten vernachlässigt wird, sind immens. Die Bemühungen des Hausärzteverbandes, der Fachgesellschaft für Allgemeinmedizin und der deutschen Universitäten, diesem Mangel zu begegnen, sollten unbedingt finanziell gefördert werden. Wir geben heute mehr für die Raumfahrtforschung aus als für staatlich geförderte Studien zur Vermeidung von Krankheiten, an denen in jedem Jahr Hunderttausende sterben. Aus der Sicht des Verbraucherschutzes eine wahrlich untragbare Situation.

Bessere Hausärzte besser bezahlen

Die Große Koalition hat gerade ein Honorarsystem beschlossen, bei dem Ärzte mehr Geld bekommen, wenn sie Patienten versorgen, die an aufwendiger zu behandelnden Krankheiten leiden. Das soll verhindern, dass Ärzte mit gesünderen Patienten mehr verdienen, als sie Aufwand haben. Gleichzeitig werden die Honorare der Ärzte mit weniger kranken Patienten mittelfristig sinken. Das erscheint auf den ersten Blick plausibel, birgt aber die Gefahr, dass die Ärzte den Krankheitszustand ihrer Patienten übertrieben darstellen. Im Einzelfall könnte der Arzt sogar mit einer medizinisch nicht notwendigen Behandlung des Patienten beginnen, nur damit er sie abrechnen kann.

Obwohl viele dieser Befürchtungen sicher übertrieben sind, ist es auf jeden Fall falsch, dass wir den Erhalt der Gesundheit, für den es in der Regel gar kein Honorar gibt, zugunsten der Krankheitsbehandlung vollkommen vernachlässigen. Was wir zusätzlich einführen müssten, ist eine bessere Bezahlung für eine Beratung, durch die der Patient erfährt, wie er schweren Erkrankungen vorbeugen kann. Dazu gehört, dass der Arzt gemeinsam mit dem Patienten die Ergebnisse der Blutuntersuchungen bespricht, dass er ihm erklärt, wie bestimmte Risikofaktoren zu vermeiden sind und welche Maßnahmen er ergreifen kann, um seine Gesundheit zu erhalten. Der Arzt sollte dafür die einschlägigen Studien sehr viel besser kennen, sodass die Beratung auf der Grundlage der aktuellen wissenschaftlichen Erkenntnisse erfolgen kann. Damit dies auch geschieht, sollten Ärzte für den Besuch von industrieunabhängigen Fortbildungsveranstaltungen honoriert werden. Es klingt zunächst abwegig, wenn man Ärzte für ihre Fortbildung bezahlt, die ohnehin selbstverständlich sein sollte. Aber nur so könnte sichergestellt werden, dass sie objektiv über den neuesten Stand der Forschung informiert werden, statt, wie heute, Werbeveranstaltungen der Pharma- und Medizinprodukte-Industrie zu besuchen.

Weil zum Beispiel niemand an der Vermeidung von Krankheiten durch eine gesündere Ernährung oder einen veränderten Lebensstil etwas verdient, werden diese Inhalte bislang in der Fortbildung auch nicht angeboten. Es gibt keinen Pharmasponsor für gute Ernährung. Wenn die Teilnahme an entsprechenden Fortbildungsveranstaltungen aus einem neu einzurichtenden Fortbildungsfonds der Ärzte bezahlt würde, könnten unabhängige wissenschaftliche Gremien der Fachgesellschaften festlegen, welche Inhalte vermittelt werden sollen. Eine Pflicht zur Fortbildung ließe sich politisch viel besser legitimieren, wenn sie mit einer angemessenen Bezahlung für die Ärzte einherginge. Die Mittel dafür müssen durch eine Zwangsabgabe vonseiten der pharmazeutischen Industrie und der Medizinproduktehersteller aufgebracht werden. Wer viel an der Behandlung von Krankheiten verdient, würde dann auch einen entsprechend höheren Anteil an den Kosten einer Fortbildung übernehmen, die hilft, Krankheiten zu vermeiden. Die aus diesem Fonds bezahlte Fortbildung müsste von den medizinischen Fakultäten organisiert werden. So könnte sichergestellt werden, dass die Fortbildung auf dem höchsten wissenschaftlichen Niveau erfolgt und die praktizierenden Ärzte nicht den Kontakt zur Universitätsmedizin verlieren. Dies ergäbe wichtige Quellen für Nebeneinnahmen sowohl für besonders gut qualifizierte Dozenten, die die Fortbildung durchführen würden, als auch für die Ärzte, die dann nicht mehr auf Nebeneinkünfte durch die Pharmaindustrie angewiesen wären. Eine Fortbildungsabgabe der Industrie ist leicht umzusetzen und könnte über die Krankenkassen erhoben werden. Innerhalb weniger Jahre würde sich der Wissensstand deutscher Ärzte dramatisch verbessern, und der höherqualifizierte Arzt hätte einen doppelten Vorteil: Er würde mit der Fortbildung Geld verdienen, und er könnte mit ihr Patienten gewinnen.

Das Honorar der Hausärzte sollte deutlich erhöht werden. Nur so lässt sich das Missverhältnis von niedergelassenen Fachärzten und Hausärzten beheben. Die Gesellschaft muss auf Grundlage einer unparteiischen Analyse bestimmen, wo im deutschen Gesundheitssystem Über- und wo Unterversorgung herrscht. Alle vorliegenden Analysen zeigen, dass die Zahl der niedergelassenen Fachärzte in Deutschland zu hoch ist. Viele von ihnen könnten an die bestehenden Krankenhäuser angebunden werden, sodass sie Patienten sowohl ambulant als auch stationär behandeln könnten, so wie in den Vereinigten Staaten, Frankreich, den Niederlanden, Österreich und den skandinavischen Ländern. Wenn wir die «doppelte Facharztschiene» in Deutschland beseitigen würden, wäre die Behandlung durch Fachärzte effizienter. Wir kämen mit weniger Fachärzten aus, und diese hätten einen dauerhaften Patientenkontakt.

Mit dem Geld, das man durch die Vermeidung von Doppeluntersuchungen und überflüssigen Einweisungen ins Krankenhaus einsparen würde, könnte man die Hausärzte viel wirksamer aus- und weiterbilden und ihre Leistung angemessener honorieren. Sie wären in der Lage, bei ihren Patienten Risikofaktoren zuverlässiger zu erkennen, Krankheiten früher zu diagnostizieren und sie gezielter zu behandeln. Dadurch würde sich die Zahl der Patienten mit weit fortgeschrittenen Krankheiten drastisch reduzieren.

Wenn wir mehr Vorbeugung und eine bessere Spezialisierung der Ärzte für den «Ernstfall» hätten, käme das einer Skandinavisierung der deutschen Medizin gleich, allerdings mit dem wichtigen Unterschied, dass Wartelisten für Krankenhauseingriffe wie in Schweden oder Finnland bei uns nicht zu befürchten wären, denn wir unterhalten, wie gezeigt, weitaus mehr Krankenhausbetten als in diesen Ländern.

Auch hier ist klar, welche Lobbygruppen sich wehren werden. Die niedergelassenen Fachärzte werden bestreiten, dass es in Deutschland zu viele Fachärzte gibt, obwohl bei uns mehr als doppelt so viele Fachärzte pro 1000 Patienten praktizieren als in den Niederlanden.[15] Die hohe Facharztdichte, so behaupten sie, sei nötig, um die Versorgung der Bevölkerung zu garantieren. Es ist zwar verständlich, dass die Fachärzte um ihre Existenz oder zumindest ihr Einkommen fürchten, aber umgekehrt müssen die Fachärzte auch verstehen, dass eine Fehlplanung der Gesundheitspolitik nicht dauerhaft fortgesetzt werden kann, nur weil man ihnen keine Reform zumuten möchte. Die Reform sollte daher so durchgeführt werden, dass die jetzt niedergelassenen Fachärzte finanziell nicht benachteiligt werden. Dazu muss zum einen sichergestellt sein, dass ein größerer Teil der Ärzte, die eine Praxis neu eröffnen, sich als Hausarzt niederlässt. Zum Zweiten müssen die bereits praktizierenden Fachärzte die Möglichkeit bekommen, unkomplizierter mit den Krankenhäusern zusammenzuarbeiten und zum Beispiel als sogenannte Belegärzte auch Patienten behandeln dürfen, die stationär aufgenommen werden. Dies ist eine Win-win-Situation für alle Beteiligten. Die Patienten würden flexibler versorgt, weil sie auch im Krankenhaus von dem niedergelassenen Facharzt betreut werden könnten, der sie bereits ambulant behandelt hat und auch die Nachsorge übernimmt. Durch die engere Zusammenarbeit zwischen diesem und den Krankenhausärzten würde die Qualität der Behandlung steigen, und den niedergelassenen Fachärzten entstünden neue Einkommensquellen, die sie unabhängiger von Zuwendungen der pharmazeutischen Industrie machen würden.

Angesichts des enormen Wissenszuwachses in der Medizin ist es außerdem nicht unproblematisch, dass ein Haus- oder Facharzt seine Anerkennung nur einmal erwirbt und sie dann für den Rest seines Lebens behält. Wie bereits erwähnt, hat sich in den Vereinigten Staaten das Modell der sogenannten Re-Akkreditierung bewährt, bei dem alle Haus- und Fachärzte im Abstand von fünf bis zehn Jahren ihre Lizenz durch die Teilnahme an einer theoretischen Prüfung erneuern müssen: Ohne eine entsprechende Prüfung kann niemand garantieren, dass ihr Wissen noch dem aktuellen Stand der Wissenschaft entspricht. Der Vorschlag sollte so umgesetzt werden, dass er für möglichst wenig Bürokratie sorgt und den Patienten möglichst viel Nutzen bringt. So könnten die Fachgesellschaften jährlich eine Prüfung anbieten, bei der sich die Ärzte anmelden. Das Jahr der Teilnahme könnte der Arzt selbst bestimmen, aber nach spätestens zehn Jahren wäre sie Pflicht. Die Namen der Teilnehmer, die zu den besten 20 Prozent eines jeden Jahres gehören, würden veröffentlicht, der Arzt könnte sein Teilnahmeergebnis in der Praxis aushängen, wenn er will. Ärzte, die besonders schlecht abschneiden, sollten nicht die Zulassung verlieren, sondern zur Wiederholung der Prüfung verpflichtet werden. So müssten die Ärzte nicht um ihre Existenz fürchten, aber sich selbst eingestehen, dass sie Wissensdefizite haben und diese ausgleichen sollten.

Spitzenmedizin für alle statt Durchschnittsmedizin für Eliten

Genauso wichtig wie die Stärkung der Hausärzte ist die systematische Stärkung der Spitzenmedizin. Im Rahmen meiner Vorlesungen in den Vereinigten Staaten vor amerikanischen Ärzten wird mir immer wieder bewusst, wie wenig wir in Deutschland für unsere Spitzenmedizin tun. Im Vergleich mit den USA ist der Anteil der Steuergelder, den wir für die Förderung von großen wissenschaftlichen Studien durch unsere Universitäten ausgeben, verschwindend gering: Allein Harvard erhält rund 400 Millionen US-Dollar pro Jahr an staatlichen Fördermitteln, mehr als alle Unikliniken in Nordrhein-Westfalen zusammen.

Forschung ist durch die steigenden Sicherheitsanforderungen für die teilnehmenden Patienten, die erheblich gestiegenen Aufwendungen für die Dokumentation der Studiendaten und -ergebnisse und nicht zuletzt durch die höheren Kosten für die verwendeten neuen Verfahren und Arzneimittelwirkstoffe sehr viel teurer geworden. Wir lassen zu, dass unsere Universitätskliniken immer stärker von der Pharmaindustrie abhängig werden, weil nur sie noch das Geld zur Verfügung stellt, das notwendig ist, um eine international konkurrenzfähige medizinische Forschung zu betreiben. Dann müssen wir uns auch nicht wundern, dass selbst Professoren, die nicht darauf aus sind, sich persönlich zu bereichern, in die Arme der Industrie getrieben werden: Um überhaupt forschen zu können, opfern sie ihre Unabhängigkeit.

Es ist traurig zu sehen, wie sehr unsere Universitäten unter- und fehlfinanziert werden. Die typische deutsche Universitätsklinik soll gleichzeitig forschen, eine große Ambulanz für schwere Fälle vorhalten, die Privatpatienten aus Stadt und Region bestens versorgen und Profitcenter der Universität sein. In diesem Vierkampf kann man sich vielleicht gut gegen andere deutsche Universitätskliniken profilieren, aber international können wir im Bereich der klinischen Forschung mit den Vereinigten Staaten, Kanada, Australien, Großbritannien, Frankreich und Skandinavien nicht mehr mithalten. Besonders rasant wächst übrigens die Forschungsintensität in China, gerade in den Bereichen der Herz-Kreislauf- und der Krebserkrankungen. Das Modell der deutschen Universitätsklinik muss modernisiert werden und braucht wesentlich mehr Geld, um international bestehen zu können. Diese Investition würde sich angesichts einer alternden Gesellschaft auf jeden Fall gut begründen lassen. Gerade die Angehörigen der Baby-Boomer-Generation müsste ein großes Interesse daran haben, dass Methoden entwickelt werden, mit denen auch die Krankheiten geheilt werden können, die in 20 Jahren auf diese Generation warten und gegen die man bis heute nichts unternehmen kann. Dafür müssten wir heute mehr Geld in die medizinische Forschung investieren. Die Erforschung von Krankheiten, an denen in Kürze ein Fünftel unserer Bevölkerung leiden wird, ist aus meiner Sicht politisch wie ethisch geboten – auch deshalb, weil Deutschland auf diese Weise seinen Beitrag zur internationalen Bekämpfung der wichtigsten Volkskrankheiten leisten würde.

Konkret sollten die Grundmittel der medizinischen Hochschulen innerhalb der nächsten fünf Jahre von heute 2,5 Milliarden Euro auf mindestens das Doppelte aufgestockt werden.[16] Die zusätzlichen Mittel sollten wie in den Vereinigten Staaten durch eine nationale Einrichtung vergeben werden. Dort übernimmt das *National Institutes of Health* (NIH) diese Aufgabe, dem dafür über 20 Milliarden Euro zur Verfügung stehen.[17] Eine ähnliche Einrichtung würde auch in Deutschland die Verteilung der Mittel erheblich verbessern. Dabei sollte mindestens die Hälfte der zusätzlichen Gelder für die Erforschung der Vorbeugung und Früherkennung der Krankheiten eingesetzt werden, sodass Deutschland in Europa der Spitzenreiter in der Vorbeugeforschung würde. In diesem Bereich sind wir bisher Entwicklungsland, und den langen Weg an die Spitze können wir nur durch eine deutlich bessere finanzielle Unterstützung der Wissenschaftler und Institute schaffen, die den Schwerpunkt ihrer Forschungstätigkeit in diesem Bereich setzen.

Auch hier sind massive Widerstände zu erwarten. Es fängt schon bei der Verteilung der Mittel an. Bisher werden die vom Steuerzahler zur Verfügung gestellten Mittel von den Ländern und von der Deutschen Forschungsgesellschaft (DFG) vergeben. Die Länder verteilen das Geld per Gießkannenprinzip an die jeweiligen Hochschulen, die es dann den einzelnen Fachbereichen zuweisen. Nur ein kleiner Teil der Gelder ist an die jeweilige wissenschaftliche Leistung der einzelnen Institute oder Forscher gebunden.[18] Das meiste folgt alten Traditionen und der innenpolitischen Stärke des jeweiligen Hochschulprofessors. Bereiche wie die Vorbeuge- oder die Allgemeinmedizin gehen nahezu komplett leer aus, man muss fast von Forschungsalmosen sprechen. Die Lehrstuhlinhaber in diesen Fachgebieten haben in der Universitätsklinik kein großes Gewicht und werden mit kleinen Budgets abgespeist, mit denen keine bedeutende Forschung zu bezahlen ist. Auch die Vergabe der DFG-Mittel ist nicht unproblematisch. Es haben sich Netzwerke von Gutachtern und Begünstigten gebildet, die personell und logistisch wie Seilschaften funktionieren. Außerdem sind die Begutachtungen wenig transparent, oft sind keine internationalen Experten daran beteiligt, und trotzdem dauert es sehr lange, bis Gelder bewilligt werden. Eine staatliche Einrichtung, die die Vergabe der Mittel unabhängig, schnell und transparent organisiert wie in den USA, würde sicher dazu beitragen, unseren Forschungsrückstand zu verkleinern. Der Widerstand der derzeitigen «DFG-Paten» wird natürlich gewaltig sein.

Was unsere Spitzenmedizin aber neben mehr Forschungsgeld am dringendsten braucht, ist die Möglichkeit, mehr schwerkranke Patienten zu behandeln. Heute ist es so, dass viele von ihnen nicht in den Universitätskliniken versorgt werden, sondern in Provinzkrankenhäusern, die weder über die dazu nötige Infrastruktur noch über ausreichend spezialisiertes Personal verfügen. Diese Patienten werden nie in die Universitätsklinik überwiesen, weil sie in der kleinen Klinik als besonders teure Fälle für den Profit des Krankenhauses sorgen.

Das krasseste Beispiel dafür sind Schwangere, bei denen abzusehen ist, dass es bei ihnen zu einer Frühgeburt kommen wird – in den meisten Fällen ist das Risiko vorher bekannt. Außerdem weiß man, dass bei vielen Kindern, die zu früh auf die Welt kommen, während der Geburt oder kurz danach Komplikationen eintreten werden, weil ihre Organe zum Zeitpunkt der Geburt noch nicht ausgereift sind. Da in deutschen Krankenhäusern jeder Fall umso besser bezahlt wird, je gravierender die Diagnose ist, erhält das Krankenhaus für ein zu früh geborenes Kind, welches einen Eingriff an den Gefäßen oder am

Herzen benötigt und beatmet wird, so viel wie für 130 normale Geburten. Da sie auf diese Einnahmen nicht verzichten wollen, täuschen sich die nicht spezialisierten Kliniken über die verheerenden Folgen vermeidbarer Komplikationen hinweg. Obwohl mehrere hundert Kinder pro Jahr gerettet werden könnten, wenn die Geburt in einer Spezialklinik erfolgen würde, weigern sich die Krankenhäuser, die über nicht genug Erfahrung, Personal und Ausstattung für die Behandlung von Frühgeburten verfügen, auf die Entbindungen zu verzichten.

Seit mehreren Jahren versucht die Gesundheitsministerin, die Deutsche Krankenhausgesellschaft zu überzeugen, auch hier Mindestmengen festzulegen: Kliniken, die den Wert unterschreiten, sollen keine solche Geburten durchführen dürfen. Der Präsident der Deutschen Krankenhausgesellschaft Rudolf Kösters, selbst Vorsitzender eines kirchlichen Hauses,[19] lehnt die notwendige Spezialisierung nach wie vor ab. Die Universitätskliniken haben genügend Kapazitäten, aber die werden nicht genutzt; stattdessen kommen die Kinder in Provinzkrankenhäusern zur Welt. Dabei wissen die Eltern häufig nicht, auf welches Risiko sie sich einlassen.

Ich kenne einen Fall in einer ostwestfälischen Stadt mit Bischofssitz, bei dem das Kind nach der zu frühen Geburt mit einer zu hohen Dosis eines Antibiotikums, das die Ohren schädigt, behandelt und mit zu viel Sauerstoff beatmet wurde. Als das Kind anschließend in die Medizinische Hochschule Hannover überwiesen wurde, war es zu spät: Man konnte nicht mehr verhindern, dass es das Gehör verlor und erblindete. Alle Versuche, die Eltern zu bewegen, diesen Fall in einer Fernsehsendung vorzustellen, damit anderen Eltern ein solches Schicksal erspart bleibt, schlugen fehl. Die Eltern wissen, dass das Kind wahrscheinlich über Jahre hinweg auf die Ärzte der Klinik angewiesen sein wird, die hier meines Erachtens die Schuld trägt.

Der Fall ist symptomatisch für das ganze System. Patienten, die an einer schweren Krankheit leiden, werden im deutschen Krankenhaus wie zahlungskräftige Kunden betrachtet und selbst dann gehalten, wenn die Klinik mit ihrer Behandlung überfordert ist. Das ist eine Folge der zunehmenden Ökonomisierung der Medizin. Etwa ein Drittel der deutschen Krankenhäuser kämpft wegen der Überkapazitäten ums Überleben, da kommt es auf jeden «lukrativen» Patienten an. Mit einem besonders schwer erkrankten Krebspatienten, bei dem eine Knochenmark-Transplantation notwendig ist, kann zum Beispiel das Jahreseinkommen eines Oberarztes finanziert werden. Wir müssen dafür sorgen, dass schwere Fälle nur in Universitäts- und Spezialkliniken und nicht in unzureichend qualifizierten Einrichtungen behandelt werden dürfen. Gleichzeitig müssen die leichten Fälle systematisch aus der Universitätsklinik in die kleineren Krankenhäuser umgeleitet werden. In den deutschen Universitätskliniken werden gleichzeitig zu wenige der wirklich schweren und zu viele der leichten Fälle versorgt. Das gilt insbesondere für Privatpatienten, die in vielen Abteilungen der Universitätskliniken mittlerweile einen weit überproportionalen Anteil der Patienten ausmachen. Während gesetzlich Versicherte mit kompliziert zu behandelnden Erkrankungen in Provinzkrankenhäusern zum Teil weit unter internationalem Niveau versorgt werden, entwickeln sich die deutschen Universitätskliniken mehr und mehr zu Privatkliniken für einträgliche Routinefälle. Eine Spitzenmedizin in Deutschland setzt voraus, dass die Patienten – unabhängig davon, ob sie privat oder gesetzlich versichert sind – nach der Schwere ihrer Krankheit auf die jeweiligen Kliniken verteilt werden.

Sichere Medikamente

Schließlich muss auch die Pharmaindustrie einen Beitrag zur Verbesserung unseres Gesundheitssystems leisten. Am wichtigsten ist die bereits erwähnte umsatzabhängige Abgabe an einen Fortbildungsfonds für deutsche Ärzte. Damit würde die Industrie zu einer sicheren und effektiveren Verwendung ihrer Produkte beitragen. Die bisherige Förderung von Desinformation oder die versteckte Werbung für die eigenen Produkte bis hin zur subtilen Bestechung von Ärzten hätte dann ein Ende: Besser fortgebildete Ärzte lassen sich sehr viel schwerer manipulieren, und die Marketingveranstaltungen der Pharmaindustrie würden nicht mehr als offizielle Fortbildungsleistungen anerkannt. Dies würde die Qualität der Verschreibungen dramatisch erhöhen.

Zweitens sollten Medikamente, die potenziell gefährlich sind, gekennzeichnet werden. In Anlehnung an ähnliche Systeme in den Vereinigten Staaten und in Großbritannien könnte man wie folgt vorgehen: Medikamente, die neu sind und über deren Nebenwirkungen bislang keine genauen Studien vorliegen, bedeuten ein hohes Risiko für den Patienten – darauf sollte er hingewiesen werden, zum Beispiel mit einem roten Punkt, der dem Patienten signalisiert, dass man über die Sicherheit und Wirkung des Medikaments noch nicht abschließend urteilen kann. Oft werden nämlich neue Medikamente zu schnell in den Markt «gedrückt». Das beste Beispiel dafür ist Vioxx, das von vielen Ärzten unkritisch eingesetzt wurde, obwohl man über die möglichen Nebenwirkungen nicht genug wusste.

Die Pharmaindustrie will den Eindruck erwecken, zwischen der Entwicklung und dem Einsatz neuer Medikamente vergehe zu viel Zeit. Dabei kommen sie in Wirklichkeit eher zu schnell auf den Markt. Nach der Zulassung eines neuen Medikaments müssen Ärzte erst Erfahrung mit ihm sammeln und sehen, welche

Nebenwirkungen es bei typischen Patienten hat. Typische Patienten sind meist ältere Patienten, die viele Krankheiten gleichzeitig haben und häufig noch andere Medikamente einnehmen. All das wird in den Studien bis zur Zulassung zum Markt überhaupt nicht untersucht, daher kann man bei neuen Medikamenten meist nichts darüber sagen, wie sie auf diese Patienten wirken werden. Vor einer zu schnellen Diffusion der Medikamente in den Markt ist daher zu warnen.

Allerdings versuchen die Pharmareferenten, die niedergelassenen Ärzte und die Klinikärzte zu überreden, möglichst viele Patienten von den etablierten Medikamenten auf die neuen «umzustellen». Dabei wird, wie oben beschrieben, mit allen Tricks gearbeitet. Der Patient kann nur durch einen Warnhinweis geschützt werden. Wenn er über Jahre hinweg erfolgreich mit einem Medikament behandelt wurde und plötzlich ein anderes mit rotem Punkt verschrieben bekommt, sollte er den Arzt nach dem Grund dafür fragen. Denn es kann daran liegen, dass der Arzt für jede «Umstellung» einen Bonus vom Hersteller erhält. Das wird der Arzt natürlich in der Regel nicht zugeben, aber der Patient hat zumindest die Möglichkeit, eine zweite Meinung einzuholen.

Selbstverständlich lehnt die Industrie diesen Vorschlag ab, aber er hat sich in Großbritannien bewährt und ist eine Sicherheitsmaßnahme für den Patienten, hinter der das Profitinteresse der Industrie zurückstehen muss. Hier eine Liste von Wirkstoffen, die derzeit in Großbritannien gekennzeichnet sind, mit den entsprechenden deutschen Handelsnamen[20]:

Wirkstoff	Handelsname	Anwendung
Adalimumab	Humira	Mäßige bis schwere rheumatoide Arthritis
Amlodipin und Valsartan	Exforge	Bluthochdruck und Herzschwäche (Herzinsuffizienz)

Wirkstoff	Handelsname	Anwendung
Bevacizumab	Avastin	Mit Fluorouracil bei metastasierendem Dickdarm- oder Enddarmkrebs
Doxorubicin	Caelyx	Chemotherapie bei verschiedenen Krebserkrankungen
Efalizumab	Raptiva	Mittelschwere bis schwere Psoriasis (Schuppenflechte)
Epoprostenol	Flolan (bekannt auch als Prostacyclin)	Hochdruck in der Lungengefäßbahn (pulmonaler Hypertonus)
Etanercept	Enbrel	Rheumatoide Arthritis
Ezetimib	Ezetrol	Senkung des Cholesterins
Felodipin und Ramipril	Delmuno, Unimax (brit.: Triapin in der entsprechenden Liste)	Bluthochdruck
Fentanyl	Durogesic	Chronische Schmerzen
Infliximab	Remicade	Rheumatoide Arthritis
Levodopa und Carbidopa	Duodopa	Fortgeschrittenes Stadium der Parkinsonkrankheit (Schüttellähmung), wenn andere Medikamente nicht (mehr) greifen
Miconazol	Loramyc	Pilzbefall der Haut
Moxifloxacin	Avalox	Ambulant erworbene Lungenentzündungen, akute Verschlechterung durch Bakterien bei chronischer Bronchitis
Olanzapin	Zyprexa	Manisch-depressive Erkrankungen, Schizophrenie
Palivizumab	Synagis	Prävention von Erkrankungen der Atemwege durch das RS-Virus, vornehmlich für Frühgeborene und herzkranke Kleinkinder
Salmeterol	Serevent	Langzeitbehandlung des Asthma bronchiale
Valsartan und Hydrochlorothiazid	CoDiovan	Bluthochdruck
Zanamivir	Relenza	Grippe (Influenza A und B)

Ein dritter Beitrag der Pharmaindustrie kann darin bestehen, dass sie nicht länger die Einführung einer Positivliste blockiert. Dann würde der Innovationsgrad der Versorgung tatsächlich verbessert: Die Medikamente, die es nicht auf eine solche Liste schaffen würden, sind total veraltet oder wirkungslos. Während die Pharmaindustrie einerseits den Politikern erzählt, die neuen Medikamente müssten so schnell wie möglich auf den Markt, will sie andererseits denselben Politikern weismachen, dass die alten Medikamente gegen eine Positivliste geschützt werden müssten; dann heißt es plötzlich, veraltete Medikamente, deren Wirksamkeit nie medizinisch belegt werden konnte, seien besonders «bewährte» Produkte. Leider gibt es nicht wenige Gesundheitspolitiker, die ihnen beides abkaufen und den Widerspruch nicht sehen. Die Pharmaindustrie würde in Deutschland sehr viel Glaubwürdigkeit als Partner in der politischen Diskussion gewinnen, wenn sie von einer solchen Verdummungsstrategie Abstand nehmen würde. Der deutsche Pharmamarkt bliebe der größte und lukrativste in Europa, auch dann, wenn die Pharmaindustrie sich nicht gegen jede Verbesserung der Versorgung stemmen würde.

Schließlich sollte noch ein weiterer Beitrag zur Sicherheit der Patienten umgesetzt werden, der vor kurzem auf Druck der Verbraucherverbände in den Vereinigten Staaten eingeführt wurde. Wenn sich bei einem Medikament Nebenwirkungen gezeigt haben, welche die Zulassungsbehörde alarmieren, wird der Patient, dem es verschrieben wurde, in der Regel gar nicht oder zuletzt informiert. In den USA werden daher die Präparate mit einem Warnhinweis versehen, die gezielt auf den Verdacht hin überprüft werden, dass sie bislang nicht entdeckte schwere Nebenwirkungen haben, die dazu führen können, dass in Zukunft für diese Präparate Kontraindikationen angegeben oder sie gar vom Markt genommen werden müssen. Der Verbraucher kann also sofort erkennen, ob die Zulassungsbehörde das Medikament, das er einnimmt, gerade untersucht. Außerdem wird die Liste publiziert. Dies erlaubt es dem Patienten, besser auf die in Frage stehenden Nebenwirkungen zu achten und gegebenenfalls auf ein anderes Medikament umzusteigen. Auch diesen Schutz gibt es in Deutschland für die Verbraucher nicht. Im Folgenden ist eine Auswahl weitverbreiteter Wirkstoffe aufgeführt, bei denen die amerikanische Zulassungsbehörde derzeit einen entsprechenden Warnhinweis gibt.[21]

- ACE-Hemmer, die vornehmlich zur Blutdrucksenkung eingesetzt werden, darunter zum Beispiel CaptoHEXAL, Lisinopril-rationpharm, Accupro, Fosinorm
  Verdacht: Das Risiko ist erhöht, dass sich im ersten Drittel einer Schwangerschaft bei dem werdenden Kind Schäden entwickeln.

- Carbamazepin, Lamotrigin, Valproat, allesamt Medikamente, die bei verschiedenen Formen der Epilepsie eingesetzt werden, darunter zum Beispiel: Tegretal, Timonil, Orfiril, Ergenyl, Lamictal, Gabapentin HEXAL, Neurontin, Trileptal, Timox
  Verdacht: Das Selbstmordrisiko kann durch die Einnahme erhöht werden.

- Isotretinoin zur Behandlung der schweren Akne, darunter zum Beispiel Aknenormin, Isotret HEXAL
  Verdacht: Das Selbstmordrisiko kann durch die Einnahme erhöht werden.

- Haloperidol zur Anwendung bei akuten psychotischen Störungen mit Wahn und Sinnestäuschungen, darunter Haldol und andere.
  Verdacht: Dieses Medikament erhöht die Gefahr einer besonders gefährlichen Form der Herzrhythmusstörungen, sogenannter Torsades-

de-pointes-Arrhythmien, und von EKG-Veränderungen, insbesondere wenn es intravenös verabreicht wird, wovor aber generell gewarnt wird.

- Promethazin bei Unruhe- und Erregungszuständen im Rahmen psychiatrischer Erkrankungen, darunter zum Beispiel auch Atosil
  Verdacht: Das Medikament kann bei unter 2-Jährigen Atemregulationsstörungen (Atemdepression) hervorrufen; es wird aber auch bei über 2-Jährigen vor dieser Nebenwirkung gewarnt.

- Amiodaron zur Behandlung von Herzrhythmusstörungen, darunter Cordarex und Amiodaron-ratiopharm
  Verdacht: Das Medikament kann lebensbedrohliche Vergiftungszustände (Intoxikationen) hervorrufen und zur Verschlimmerung schon vorbestehender Herzrhythmusstörungen führen.

- Clarithromycin als Antibiotikum, darunter auch Klacid und Clarithomycin verschiedener Firmen
  Verdacht: Bei schon vorbestehenden Herzkrankheiten ist das Mortalitätsrisiko für die Patienten erhöht.

(Eher niedriges Verschreibungsvolumen, aber sehr bekanntes Medikament:)

- Ceftriaxon = Rocephin als Antibiotikum
  Verdacht: Dieses Medikament sollte bei intravenöser Verabreichung nicht mit Medikamenten kombiniert werden, die Kalzium enthalten. Dies gilt es auch innerhalb eines Abstands der Gabe von 48 Stunden zu berücksichtigen, da bei Neugeborenen auch innerhalb dieses Zeitfensters Todesfälle vorgekommen sind.

Weitere Medikamente mit entsprechender Kennzeichnung und Erläuterung der Warnhinweise findet man auf der Homepage des *Center for Drug Evaluation and Research*, einer Abteilung des *U.S. Food and Drug Administration*, das wiederum der US-amerikanischen Ministerium für Gesundheit und Soziale Dienste (*Department of Health and Human Services*) untersteht, unter www.fda.gov.

Auch bei diesen Medikamenten kann nicht generell gesagt werden, dass sie mehr schaden als nützen, es ist nur besondere Vorsicht bei ihrer Einnahme geboten. Ein guter Arzt ist immer bereit, die Hintergründe zu den Warnhinweisen mit seinen Patienten zu besprechen. Wenn er das nicht tut, kennt er sich entweder nicht genug aus, oder er verlangt vom Patienten blindes Vertrauen. Kein Arzt würde aber auf diese Information verzichten wollen, wenn er selbst an einer entsprechenden Krankheit leidet, und viele Ärzte fänden es richtig, wenn es die Warnhinweise gäbe. Heute sind es nämlich oft die Patienten selbst, die unkritisch und ohne Sachkenntnisse immer das neueste und teuerste Medikament wünschen, und der Arzt muss sich dann verteidigen, wenn er es nicht verschreibt. Bei sehr teuren Präparaten bearbeiten die Hersteller in der Regel die Patienten-Selbsthilfegruppen und versuchen so, die Werbung direkt an den Patienten zu bringen. In den Vereinigten Staaten wird derzeit diskutiert, Pharmafirmen zu verpflichten, die Unterstützung eines jeden Arztes und einer jeden Selbsthilfeorganisation offenzulegen. Dann können sich die Verbraucher selbst ein Bild machen.

Die Perspektive für das deutsche Gesundheitssystem

Der dritte Weg in der Gesundheitspolitik wäre in der Tat der beste, würde man ihn auch konsequent gehen: Er verbindet die Vorteile des Marktes mit denen eines starken Sozialstaates. Die Rolle des Marktes ist es dabei, Innovation und Wirtschaftlichkeit zu stützen. Dazu muss der Verbraucher gestärkt werden. Weil er ohne Hilfe nicht erkennen kann, was echte Innovationen sind und was nur als Innovation verkauft wird, müssen die Krankenkassen und die Verbraucherschützer die Qualität der Tätigkeit von Ärzten und Kliniken auswerten und öffentlich machen. Ärzte müssen ohne Einfluss der Pharma-Lobby fortgebildet und nach der Qualität ihrer Leistungen honoriert werden, nicht nach der Zahl der Privatpatienten. Zum besseren Wettbewerb gehört auch eine bessere Bezahlung von Vorbeugeleistungen, die besonders von Hausärzten angeboten werden. Es ist unsinnig, die Vorbeugung zu vernachlässigen, nur um unser Überangebot an Fachärzten auszulasten. Daher müssen die Wettbewerbsbedingungen so geändert werden, dass man mit dem Erhalt der Gesundheit so gut verdienen kann wie mit ihrer Wiederherstellung.

Eine gute Gesundheitspolitik kann dafür sorgen, dass alle, ob arm oder reich, von einem Gesundheitssystem, das sich durch Qualität und Wirtschaftlichkeit auszeichnet, profitieren. Sie muss garantieren, dass genug Geld in die Aus- und Weiterbildung von Ärzten fließt, und die Forschung in Deutschland gezielt fördern. Dann könnte das deutsche Gesundheitssystem international an die Spitze zurückkehren. Das Potenzial dafür hat Deutschland, und die Bürger werden in den kommenden Jahren die Politik unterstützen, die dafür sorgt, dass dieses Potenzial endlich ausgeschöpft wird.

ANMERKUNGEN

1. DIAGNOSE: KRANKHEITEN DES DEUTSCHEN GESUNDHEITSWESENS

1 Hurst J., Siciliani L.: *Tackling Excessive Waiting Times for Elective Surgery: A Comparison of Policies in Twelve OECD Countries*. OECD HEALTH WORKING PAPERS 2003.

2 Schoen C., Osborn R., Huynh P.T., Doty M., Zapert K., Peugh J., Davis K.: *Taking the pulse of health care systems: experiences of patients with health problems in six countries*. Health Affairs 2005; Suppl. Web Exclusives : W5-509-25.

3 Hu T.W., Wagner T.H., Bentkover J.D., Leblanc K., Zhou S.Z., Hunt T.: *Costs of urinary incontinence and overactive bladder in the United States: a comparative study*. Urology. 2004 Mar; 63 (3): 461–465.

4 Die *Frankfurter Allgemeine Sonntagszeitung* berichtete seinerzeit: «Vioxx-Tabletten seien als Schmerzmittel auch in Deutschland von einigen Ärzten ‹wie Lutschbonbons› verschrieben worden, empört sich Bruno Müller-Oerlinghausen von der Arzneimittelkommission der deutschen Ärzteschaft: ‹Genau das war schon immer falsch und gefährlich.› Die Arzneimittelkommission habe im Deutschen Ärzteblatt regelmäßig Warnungen veröffentlicht, die aber von den Ärzten im ‹Marketingnebel oft überhört wurden›. Ein erhöhtes Risiko für Herzinfarkte werde in Fachkreisen seit Jahren intensiv diskutiert.» *Frankfurter Allgemeine Sonntagszeitung* vom 10. Oktober 2004.

5   Collins S.R., Kriss J.F., Doty M.M., Rustgi S.D.: *Losing ground: How the loss of adequate health insurance is burdening working families.* Findings from the Commonwealth Fund biennial health insurance surveys, 2001–2007. The Commonwealth Fund. New York 2008.

6   Vgl. «OECD Health Data 2008» und WHO: *The World health report* 2000: *Health sytems: Improving performance.*

7   Stand: November 2008.

8   Integrierte Versorgung mit klassischer Homöopathie (IV. Vertrag Homöopathie) und Übersicht über die teilnehmenden Krankenkassen, darunter vor allem Betriebs- und Innungskrankenkassen, unter http://www.dzvhae.com/portal/pics/ab schnitte/181108110030_2008-11-18_beteiligte_kassen_internet. pdf (Link vom 19. Januar 2009).

9   Die Situation wird sich leicht verbessern durch die Einführung des sogenannten morbiditätsorientierten Risikostrukturausgleichs, der 80 Krankheiten umfasst. Für diese Krankheiten bekommen die Kassen mehr Geld aus dem kassenübergreifenden Finanzausgleich. Da es aber insgesamt über 10000 Krankheiten gibt, ändert sich zumindest für die seltenen Krankheiten nichts. Auch bleibt abzuwarten, ob die Kassen sich für Kranke, die als Mitglieder nun lukrativer sind, tatsächlich stärker engagieren werden.

10 Lüngen M., Stollenwerk B., Messner P., Lauterbach K.W., Gerber, A.: *Waiting times for elective treatments according to insurance status: A randomized empirical study in Germany.* International journal for equity in health 2008; 7: 1.

11 «OECD Health Data 2008».

12 Sant M. and the EUROCARE Working Group: *EURO-CARE-3: Survival of cancer patients diagnosed 1990–94. Results and commentary.* Annals of Oncology 2003; 14 (Supplement 5): v61–v118.

13 Siehe hierzu ausführlich Kapitel 3.

14 Steckelberg A., Mühlhauser I. (Hrsg.): *Darmkrebs Screening.* Universität Hamburg, Fachwissenschaft Gesundheit 2003: 34.

15 EUROSTAT Statistische Bücher (Hrsg.): *Europa in Zahlen 2008 – Eurostat Jahrbuch 2008.* Luxemburg: Amt für amtliche Veröffentlichungen der Europäischen Gemeinschaften, 2008. Abrufbar unter http://epp.eurostat.ec.europa.eu/cache/ITY_Offpub/KS-CD-07-001/DE/KS-CD-07-001-DE.PDF (Link vom 19. Januar 2009).

16 Ebd.

17 Davidoff F., Haynes B., Sackett D., Smith R.: *Evidence based medicine.* British Medical Journal. 1995; 310 (6987): 1085–1086.

18 Meier M: *Returning Science to the Scientists. Der Umbruch im STM-Zeitschriftenmarkt unter Einfluss des Electronic Publishing.* Gärting Verlag: 2002. http://hal.archives-ouvertes. fr/docs/00/04/51/33/PDF/tel-00002257.pdf (Link vom 7. Januar 2009).

19 *Frankfurter Allgemeine Zeitung* vom 31.12.2008.

20 Der Verlust an Arbeitszeit ermittelt sich aus einer Fortbildung von drei Stunden pro Woche in 40 Wochen pro Jahr. Dies ergibt eine zu kompensierende Arbeitszeit von 120 Stunden pro Jahr. Der kalkulatorische Lohn eines Arztes beträgt laut Kassenärztlicher Bundesvereinigung rund 50 Euro pro Stunde, sodass sich Kosten des Arbeitsausfalls von etwa 6000 Euro und Jahr ergeben.

21 Quelle: http://clinicaltrials.gov/ct2/search/map (Link vom 12. Januar 2009).

22 Anzahl der klinischen Studien. http://clinicaltrials.gov/ct2/search/map, Zahlen werden regelmäßig aktualisiert, beim Abruf im November waren es 36316 (USA) von 73414 (weltweit) = 49,47 Prozent (Link vom 23. November 2008).

23 *Der Spiegel* 11/2002.

24 Kassenärztliche Bundesvereinigung, Daten für 2007.

25 «OECD Health Data 2008».

26 Vgl. Bundesamt für Strahlenschutz (Hrsg.): *Jahresbericht 2007.* Salzgitter 2007; 65–66.

27 KVNO-Ticker 16/06: http://www.kvno.de/importiert/newsletter/ticker/ticker16_06.pdf Presseerklärung IGSF: http://www.igsf.de/Band107-kurz.pdf (Links vom 21. Dezember 2008).

28 Robert Koch-Institut: Nosokomiale Infektionen. Gesundheitsberichterstattung des Bundes 2002: 8.

29 «OECD Health Data 2008».

30 Kassenärztliche Bundesvereinigung, Ärztestatistik zum 31. Dezember 2007.

31 «OECD Health Data 2008».

32 Statistisches Bundesamt, Fachserie 2, Reihe 1.6.1, Kostenstruktur bei Arzt-, Zahnarzt- und Tierarztpraxen, Bezugsjahr 2003.

33 Schulte von Drach M. C.: Chirurgen in der Kritik: Die Beutelschneider. *Süddeutsche Zeitung* (Internet). 28. April 2008.

34 Moseley J. B., O'Malley K., Petersen N. J., Menke T. J., Brody B. A., Kuykendall D. H., Hollingsworth J. C., Ashton C. M., Wray N. P.: *A controlled trial of arthroscopic surgery for osteoarthritis of the knee.* New England Journal of Medicine 2002; 347 (2): 81–88.

35 Nimptsch U., Ahrens W., Mansky T.: *Häufigkeit schlaganfallbedingter Krankenhausbehandlungen im internationalen Vergleich.* Meeting Abstract. 53. Jahrestagung der Deutschen Gesellschaft für Medizinische Informatik, Biometrie und Epidemiologie e. V. (GMDS), 15. bis 18. September 2008, Stuttgart. – Um die Werte sinnvoll vergleichen zu können, wurden sie nach Alter und Geschlecht auf die deutsche Bevölkerungsstruktur umgerechnet. Ohne eine solche Umrechnung waren die Unterschiede noch gravierender: Deutschland 345, USA 163 und Australien 162 schlaganfallbedingte Krankenhausbehandlungen pro 100000 Einwohner.

36 Beispielhaft wurde das neue Curriculum für Medizin an der

Universität zu Köln durchgezählt auf Kurse, die explizit der Prävention gewidmet sind.

37 http://www.in-cites.com/scientists/cli-20-aug2005.html (Link vom 19. Januar 2009).

2. PRÄVENTION STATT BEHANDLUNG: GESUND BLEIBEN IM KRANKEN SYSTEM

1 Cancer Research UK.

2 Kolominsky-Rabas P. L., Heuschmann P. U.: *Incidence, etiology and long-term prognosis of stroke.* Fortschritte der Neurologie-Psychiatrie 2002; 70 (12): 657–662.

3 Audebert H. J., Schultes K., Tietz V.: *Long term Effects of specialized stroke care with telemedicine support in community hospitals on behalf of the telemedicine project for integrative stroke care (TEMPiS).* Stroke 2008 Nov 20, Ahead of print.

4 Vgl. Hackett M. L., Yapa C., Parag V., Anderson C. S.: *Frequency of depression after stroke: a systematic review observational studies.* Stroke 2005; 36: 130–40; und Bener A., Al-Hamaq A. O., Kamran S., Al-Ansari A.: *Prevalence of erectile dysfunction in male stroke patients, and associated co-morbidities and risk factors.* International urology and nephrology 2008; 40: 701–708.

5 Wolf-Maier K., Cooper R. S., Benagas J. R.: *Hypertension prevalence and blood pressure levels in 6 European countries, Canada, and the United States.* Journal of the American Medical Association 2003; 289 (18): 236–239.

6 Zahlen für 2005.

7 Vgl. Martini L. A., Wood R. J.: *Vitamin D and blood pressure connection: update on epidemiologic, clinical, and mechanistic evidence.* Nutrition reviews 2008; 66 (5): 291–297; und Utsugi M. T., Ohkubo T., Kikuya M., Kurimoto A., Sato R. I.,

Suzuki K., Metoki H., Hara A., Tsubono Y., Imai Y.: *Fruit and vegetable consumption and the risk of hypertension determined by self measurement of blood pressure at home: the Ohasama study.* Hypertension research 2008; 31 (7): 1435–1443; sowie Guerrero-Romero F., Rodríguez-Morán M.: *The effect of lowering blood pressure by magnesium supplementation in diabetic hypertensive adults with low serum magnesium levels: a randomized, double-blind, placebo-controlled clinical trial.* Journal of Human Hypertension 2008; 1 (7). Ahead of print.

8   Vgl. dazu bspw. das Interview mit Prof. Manfred Lütz unter http://emagazine.credit-suisse.com/app/article/index. cfm?fuseaction=OpenArticle&aoid=158748&lang=DE (Link vom 6. Januar 2009).

9   Heiss C., Amabile N., Lee A.C., Real W.M., Schick S.F., Lao D., Wong M.L., Jahn S., Angeli F.S., Minasi P., Springer M.L., Hammond S.K., Glantz S.A., Grossman W., Balmes J.R., Yeghiazarians Y.: *Brief secondhand smoke exposure depresses endothelial progenitor cells activity and endothelial function: sustained vascular injury and blunted nitric oxide production.* Journal of the American College of Cardiology 2008; 51 (18): 1760–1771.

10 Ebd.

11 Deutsches Krebsforschungszentrum. *Positionspapier zur Gesundheitsgefährdung durch Passivrauchen.* DKFZ, Heidelberg 2006.

12 Otsuka R., Watanabe H., Hirata K. et al.: *Acute effects of passive smoking on the coronary circulation in healthy young adults.* Journal of the American Medical Association 2001, 286, 436–441.

13 Deutsches Krebsforschungszentrum (Hrsg.): *Passivrauchen – ein unterschätztes Gesundheitsrisiko.* Heidelberg 2005.

14 Deutsches Krebsforschungszentrum (Hrsg.): *Passivrauchende*

Kinder in Deutschland – Frühe Schädigungen für ein ganzes Leben. Heidelberg 2003.

15 Böhm M., Baumhäkel M., Probstfield J.L., Schmieder R., Yusuf S., Zhao F., Koon T.; ONTARGET/TRANSCEND ED-Investigators.: *Sexual function, satisfaction, and association of erectile dysfunction with cardiovascular disease and risk factors in cardiovascular high-risk patients: substudy of the ONgoing Telmisartan Alone and in combination with Ramipril Global Endpoint Trial/Telmisartan Randomized AssessmeNt Study in aCE-iNtolerant subjects with cardiovascular Disease (ONTARGET/TRANSCEND).* American Heart Journal 2007; 154 (1): 94–101.

16 Hodges L.D., Kirby M., Solanki J., O'Donnell J., Brodie D.A.: *The temporal relationship between erectile dysfunction and cardiovascular disease.* International Journal of Clinical Practice 2007; 61 (12): 2019–2025.

17 Chew K.K., Bremner A., Earle C.: *Is the relationship between cigarette smoking and male erectile dysfunction independent of cardiovascular disease?* The journal of sexual medicine 2008/2009 ePub. Ahead of print.

18 Lewington S., Clarke R., Qizilbash N., Peto R., Collins R.; Prospective Studies Collaboration: *Age-specific relevance of usual blood pressure to vascular mortality: A meta-analysis of individual data for one million adults in 61 prospective studies. Prospective Studies Collaboration.* Lancet 2002; 360: 1903–1913.

19 Meisinger C., Döring A., Heier M.: *Blood pressure and risk of type 2 diabetes mellitus in men and women from the general population: the Monitoring Trends and Determinants on Cardiovascular Diseases/Cooperative Health Research in the Region of Augsburg Cohort Study.* Journal of Hypertension 2008; 26: 1809–1815.

20 Vasan R.S., Beiser A., Seshadri S., Larson M.G., Kannel W.B.,

D. Agostino R. B., Levy D.: *Residual life-time risk for developing hypertension in middle-aged women and men: The Framingham Heart Study.* Journal of the American Medical Association 2002; 287: 1003–10.

21 Anders formuliert: Für 65-Jährige mit Blutdruckwerten von 130–139 zu 85–89 kann angenommen werden, dass 50 Prozent von ihnen nach vier Jahren einen messbaren Hochdruck haben. Und dieser Anstieg wiederholt sich alle vier Jahre für diejenigen, die noch in der Gruppe ohne Bluthochdruck verblieben sind.

22 Gamaldo A. A., Weatherbee S. R., Allaire J. C.: *Exploring the within-person coupling of blood pressure and cognition in elders.* The journals of gerontology. Series B, Psychological sciences and social sciences. 2008; 63 (6): 386–389

23 Qiu C., Winblad B., Fratiglioni L.: *The age-dependent relation of blood pressure to cognitive function and dementia.* Lancet Neurology 2005; 4 (8): 487–499. Diese Studie gibt eine Übersicht über den Zusammenhang von Bluthochdruck und der Entstehung einer Demenz.

24 Prugger C., Heuschmann P. U., Keil U.: *Epidemiologie der Hypertonie in Deutschland und weltweit.* Herz 2006; 31: 287–293.

25 http://www.alzheimers.org.uk/site/scripts/press_article. php?articleID=239 (Link vom 7. Januar 2009).

26 Dabei unterscheiden sich die Medikamente stark in ihrer Wirkung. Hier kann nur der Hinweis gegeben werden, dass es diese Unterschiede gibt. Ein Spezialist kann jeden einzelnen Patienten entsprechend beraten.

27 Zhou B., Wu Y., Yang J., Li Y., Zhang H., Zhao L.: *Overweight is an independent risk factor for cardiovascular disease in Chinese populations.* Obesity reviews 2002; 3: 147–156.

28 Williams P. T.: *Relationship of Running Intensity to Hypertension, Hypercholesterolemia and Diabetes.* Medicine and science in sports and exercise 2008; 40 (10): 1740–1748.

29 Van Leer E. M., Seidell J. C., Kromhout D.: *Dietary calcium, potassium, magnesium and blood pressure in the Netherlands*. International Journal of Epidemiology. 1995; 24 (6): 1117–1123.

30 Vgl. http://dashdiet.org (Link vom 6. Januar 2009).

31 Vgl. zum Beispiel Taubert D., Roesen R., Lehmann C., Jung N., Schömig E.: *Effects of low habitual cocoa intake on blood pressure and bioactive nitric oxide: a randomized controlled trial*. Journal of the American Medical Association 2007 Jul 4; 298 (1): 49–60.

32 Bayard V., Chamorro F., Motta J., Hollenberg N. K.: *Does flavanol intake influence mortality from nitric oxide-dependent processes? Ischemic heart disease, stroke, diabetes mellitus, and cancer in Panama*. International Journal of Medical Sciences 2007 27; 4 (1): 53–58, und McCullough M. L., Chevaux K., Jackson L., Preston M., Martinez G., Schmitz H. H., Coletti C., Campos H., Hollenberg N. K.: *Hypertension, the Kuna, and the epidemiology of flavanols*. Journal of cardiovascular pharmacology 2006; 47 Suppl 2: 103–109.

33 Auch die Deutsche Diabetesgesellschaft bekämpfte die Programme damals, nicht zuletzt wegen der mangelnden Kompetenz der damaligen Repräsentanten der Gesellschaft.

34 Szecsenyi J., Miksch A.: *ELSID-Studie. Länger leben*. Gesundheit und Gesellschaft. Spezial 2008; 11: 8–9.

35 Man kann noch sehr viel bessere Risikomarker als diese drei im Fettstoffwechsel messen, dies wird aber in der Praxis nicht gemacht, daher konzentriere ich mich auf diese drei, weil sie auch gemessen werden.

36 Multiple Risk Factor Invervention Trial Research Group: *Multiple Risk Intervention Trial*. Journal of the American Medical Association 1982; 248 (12): 1465–1478.

37 Schneider D. T., M D.: *Health Record of Barack Obama. The New York Times* vom 30. Mai 2008.

http://www.nytimes.com/images/promos/politics/blog/
Obama_Health_Summary_letter.pdf (Link vom 21. Dezember
2008).

38 PROCAM-Gesundheitstest http://www.assmann-stiftung.
de/Spezialtest-interaktiv.104.0.html (Link vom 21. Dezember
2008).

39 Miller E. R. 3rd, Erlinger T. P., Sacks F. M., Svetkey L. P.,
Charleston J., Lin P. H., Appel L. J.: *A dietary pattern that
lowers oxidative stress increases antibodies to oxidized LDL:
results from a randomized controlled feeding study.* Atherosclerosis 2005; 183 (1): 175–182.

40 Vgl. hierzu bspw. Willett W. C.: *Eat, Drink and Be Healty. The
Harvard Medical School Guide to Healthy Eating.* New York
2005.

41 Cicero A. F., Nascetti S., López-Sabater M. C., Elosua R., Salonen J. T., Nyyssönen K., Poulsen H. E., Zunft H. J., Kiesewetter
H., de la Torre K., Covas M. I., Kaikkonen J., Mursu J., Koenbick C., Bäumler H., Gaddi A. V.; EUROLIVE Study Group.:
*Changes in LDL fatty acid composition as a response to
olive oil treatment are inversely related to lipid oxidative
damage:* The EUROLIVE study. Journal of the American
College of Nutrition 2008; 27 (2): 314–320.

42 Vgl. de Lorgeril M., Renaud S., Mamelle N., Salen P., Martin
J. L., Monjaud I., Guidollet J., Toubol P., Delaye J.: *Mediterranean alpha-linolenic acid-rich diet in secondary prevention
of coronary heart disease.* Lancet 1994; 343 (8911): 1454–
1459, und de Lorgeril M., Salen P., Martin J. L., Monjaud I.,
Delaye J., Mamelle N.: *Mediterranean diet, traditional risk
factors, and the rate of cardiovascular complications after
myocardial infarction: final report of the Lyon Diet Heart
Study.* Circulation 1999; 99 (6): 779–785.

43 Transfette in Speisen: http://www.nyc.gov/html/doh/html/
cardio/cardio-transfat.shtml (Link vom 21. Dezember 2008).

44 Vgl. http://nutrition.mcdonalds.com/bagamcmeal/nutrition_facts.html und http://www.kfc.com/nutrition/zerotransfat.asp (Link vom 6. Januar 2009).

45 Copyright © 2008 Harvard University. Mehr Informationen zur Pyramide der gesunden Ernährung unter http://www.the nutritionsource.org, sowie im Buch *Eat, Drink, and Be Healthy* von Walter C. Willett, M.D., und Patrick J. Skerrett, New York 2005.

46 http://www.abendblatt.de/daten/2008/12/16/991697.html (Link vom 7. Januar 2009).

47 Ridker P.M., Danielson E., Fonseca F.A., Genest J., Gotto A.M. Jr, Kastelein J.J., Koenig W., Libby P., Lorenzatti A.J., MacFadyen J.G., Nordestgaard B.G., Shepherd J., Willerson J.T., Glynn R.J.; JUPITER Study Group.: *Rosuvastatin to prevent vascular events in men and women with elevated C-reactive protein.* New England Journal of Medicine 2008; 359 (21): 2195–2207.

48 Vgl. Pressemitteilung der Deutschen Herzstiftung und der Deutschen Gesellschaft für Kardiologie vom 19. September 2005: http://www.herzstiftung.de/pressemeldungen_artikel_archiv.php?articles_ID=229 (Link vom 6. Januar 2009).

49 Corder R., Douthwaite J.A., Lees D.M., Khan N.Q., Viseu dos Santos A.C., Wood E.G. and Carrier M.J.: *Endothelin-1 synthesis reduced by red wine.* Nature 2001; 414: 863–864.

50 Willett W.C.: *The Mediterranean diet: science and practice.* Public Health Nutrition 2006; 9 (1A): 105–110.

51 Stampfer M., Rimm E.: *Comment on: Why heart disease mortality is low in France. Commentary: alcohol and other dietary factors may be important.* British Medical Journal 1999; 318 (7196): 1476–1477.

52 Renaud S., de Longril M.: Wine, alcohol, platelets, and the French paradox for coronary heart disease. Lancet 1992; 339: 1523–1526.

53 Heinomen O. P., Albanes D.: *The Effect of Vitamin E and Beta Carotene on the Incidence of Lung Cancer and Other Cancers in Male Smokers.* New England Journal of Medicine. 1994 14; 330 (15): 1029–1035.

54 Vgl. http://www.pneumologenverband.de/manipuli/pv/live/ Patienten/erkrankungen/h-erkrankungen/e-bronchialkarzi nom.html (Link vom 6. Januar 2009).

55 Gandini S., Botteri E., Iodice S., Boniol M., Lowenfels A. B., Maisonneuve P., Boyle P.: *Tobacco smoking and cancer: a meta-analysis.* International Journal of Cancer 2008; 122 (1): 155–164.

56 Taylor R., Cumming R., Woodward A., Black M.: *Passive smoking and lung cancer: a cumulative meta-analysis.* Australian and New Zealand journal of public health 2001; 25 (3): 203–211.

57 Bergström A., Pisani P., Tenet V., Wolk A., Adamai H. O.: *Overweight as an avoidable cause of cancer in Europe.* International Journal of Cancer 2001; 91: 421–430.

58 Boursi B., Araber N.: *Current and future clinical strategies in colon cancer prevention and the emerging role of chemoprevention.* Current pharmaceutical design 2007; 13 (22): 2274–2282.

59 Robert Koch-Institut (Hrsg.) und die Gesellschaft der epidemiologischen Krebsregister in Deutschland e. V. (Hrsg.) *Krebs in Deutschland 2003–2004. Häufigkeiten und Trends.* 6. überarbeitete Auflage. Berlin 2008, S. 54–58.

60 Eickhoff A., Han A., Riemann J. F.: *Beispiele für Screeninguntersuchungen.* Internist 2008; 49: 660–672.

61 Giovannucci E., Liu Y., Platz E. A., Stampfer M. J., Willett W. C.: *Risk factors for prostate cancer incidence and progression in the health professionals follow-up study.* International Journal of Cancer 2007; 121 (7): 1571–1578.

62 Das wäre aus biochemischen Gründen plausibel, ist aber ebenfalls nicht wissenschaftlich gesichert.

63 Vgl. Puliti D., Miccinesi G., Collina N., De Lisi V., Federico M., Ferretti S., Finarelli A. C., Foca F., Mangone L., Naldoni C., Petrella M., Ponti A., Segnan N., Sigona A., Zarcone M., Zorzi M., Zappa M., Paci E.; IMPACT Working Group.: *Effectiveness of service screening: a case-control study to assess breast cancer mortality reduction.* British Journal of Cancer 2008; 99: 423–427; und Sardanelli F., Podo F., D'Agnolo G., Verdecchia A., Santaquilani M., Musumeci R., Trecate G., Manoukian S., Morassut S., de Giacomi C., Federico M., Cortesi L., Corcione S., Cirillo S., Marra V.; High Breast Cancer Risk Italian Trial, Cilotti A., Di Maggio C., Fausto A., Preda L, Zuiani C., Contegiacomo A., Orlacchio A., Calabrese M., Bonomo L., Di Cesare E., Tonutti M., Panizza P., Del Maschio A.: *Multicenter comparative multimodality surveillance of women at genetic-familial high risk for breast cancer (HIB-CRIT study): interim results.* Radiology 2007; 242: 698–715.

64 Singh H., Sethi S., Raber M. and Petersen L. A.: *Errors in Cancer Diagnosis: Current Understanding and Future Directions.* Journal of Clinical Oncology 2007; 25 (31): 5009–5017. (Auf die Mammographie spezialisierte Radiologen zeigen bessere Leistungen als Allgemeinradiologen.) Und Miglioretti D. L., Smith-Bindman R., Abraham L., Brenner R. J., Carney P. A., Bowles E. J., Buist D. S., Elmore J. G. J.: *Radiologist characteristics associated with interpretive performance of diagnostic mammography.* National Cancer Institute 2007; 99 (24): 1854–1863.

65 Crawford E. D., Pinsky P. F., Chia D., Kramer B. S., Fagerstrom R. M., Andriole G., Reding D., Gelmann E. P., Levin D. L., Gohagan J. K.: *Prostate specific antigen changes as related to the initial prostate specific antigen: data from the prostate, lung, colorectal and ovarian cancer screening trial.* Journal of Urology 2006; 175 (4): 1286–1290.

66 Sanda M. G., Dunn R. L., Michalski J., Sandler H. M., Northouse L., Hembroff L., Lin X., Greenfield T. K., Litwin M. S.,

Saigal C.S., Mahadevan A., Klein E., Kibel A., Pisters L.L., Kuban D., Kaplan I., Wood D., Ciezki J., Shah N., Wei J.T.: *Quality of Life and Satisfaction with Outcome among Prostate-Cancer Survivors.* New England Journal of Medicine 2008 Mar 20; 358 (12): 1250–1261.

67 Ebd.

68 Siehe unter www.psa-entscheidungshilfe.de/ (Link vom 7. Januar 2009).

69 Internet-Foren mit Operierten geben einen Eindruck, was zu erwarten ist. Eine empfehlenswerte Lektüre ist der Blog des *New York Times*-Kolumnisten Dana Jennings (http://well. blogs.nytimes.com/tag/jennings/), der regelmäßig über sein Leben nach der Operation schreibt. Leider gibt es in dieser Qualität kein deutschsprachiges Äquivalent.

70 Dangardt F., Osika W., Volkmann R., Gan L.M., Friberg P.: *Obese children show increased intimal wall thickness and decreased pulse wave velocity.* Clinical Physiology and Functional Imaging 2008; 28 (5): 287–293, und Osika W., Dangardt F., Grönros J., Lundstam U., Myredal A., Johansson M., Volkmann R., Gustavsson T., Gan L.M., Friberg P.: *Increasing peripheral artery intima thickness from childhood to seniority.* Arteriosclerosis, Thrombosis, and Vascular Biology 2007; 27 (3): 671–676.

71 Danne T.: *Hypertonie bei Kindern mit Diabetes. Ein unterschätztes Problem.* Diabetes News 2005; 3. Ausgabe Mai 2005.

72 Vgl. dazu die Ergebnisse des Kinder- und Jugendgesundheitssurvey (KiGGS), veröffentlicht in Bundesgesundheitsblatt 2007; 50 (5–6).

73 Robert Koch-Institut (Hrsg.): *Erste Ergebnisse der KiGGS-Studie zur Gesundheit von Kindern und Jugendlichen in Deutschland. Ergebnisbroschüre*, Berlin: 2007. Aufzurufen unter http://www.kiggs.de/experten/downloads/dokumente/ kiggs_elternbroschuere.pdf (Link vom 7. Januar 2009).

74 http://www.focus.de/gesundheit/ratgeber/depression/test/
anzeichen (Link vom 6. Januar 2009).

3. ERNSTFALL KRANKHEIT: DER UMGANG MIT ÄRZTEN, KRANKENHÄUSERN UND MEDIKAMENTEN

1 Todesursachenstatistik des Statistischen Bundesamtes 2007.
Das Verhältnis betrug 1 zu 1,83.

2 Vgl. Regitz-Zagrosek V., Espinola-Klein C.: *Schlagen Frauen-
herzen anders? Geschlechtsunterschiede in Manifestation,
Diagnostik und Therapie der koronaren Herzerkrankung.*
Kardiologie up2date 2006; 2: 255–169; und Regitz-Zagrosek
V., Lehmkuhl E., Weickert M. O.: *Gender differences in the
metabolic syndrome and their role for cardiovascular disease.*
Clinical research in cardiology 2006; 95: 136–147; sowie August
P., Oparil S.: *Hypertension in women.* The Journal of clinical
endocrinology and metabolism 1999; 84: 1862–1866.

3 Ruitenberg A., Ott A., van Swieten J. C., Hofman A., Breteler
M. M.: *Incidence of dementia: does gender make a dif-
ference?* Neurobiology of Aging 2001; 22 (4): 575–580, und
Schmidt R., Kienbacher E., Benke T., Dal-Bianco P.,
Delazer M., Ladurner G., Jellinger K., Marksteiner J., Rans-
mayr G., Schmidt H., Stögmann E., Friedrich J., Wehringer C.:
Sex differences in Alzheimer's disease. Neuropsychiatrie 2008;
22 (1): 1–15.

4 Steinhagen-Thiessen E., Bramlage P., Lösch C., Hauner H.,
Schunkert H., Vogt A., Wasem J., Jöckel K. H., Moebus S.:
*Dyslipidemia in primary care – prevalence, recognition, treat-
ment and control: data from the German Metabolic and
Cardiovascular Risk Project (GEMCAS).* Cardiovascular
diabetology 2008; 15 (7): 31.

5   Women's Health Initiative, http://www.nhlbi.nih.gov/whi/ (Link vom 30. Dezember 2008).

6   Nelson H. D., Humphrey L. L., Nygren P., Teutsch S. M., Allan J. D.: *Postmenopausal Hormone Replacement Therapy: Scientific Review*. Journal of the American Medical Association 2002; 288 (7): 872–881, und Prentice R. L.: *Women's health initiative studies of postmenopausal breast cancer*. Advances in experimental medicine and biology 2008; 617: 151–160; sowie Hodis H. N.: *Assessing benefits and risks of hormone therapy in 2008: new evidence, especially with regard to the heart*. Cleveland Clinic journal of medicine 2008; 75 (4S): 3–12.

7   «OECD Health Data 2008».

8   Ebd. (Bezugsjahr 2006).

9   Vgl. dazu Mediziner-Studie, *Die Zeit*. http://www.zeit.de/campus/online/2008/47/mediziner-studie und Hochschul verzeichnis. UNICUM; http://www.unicum.de/hochschul verzeichnis/presse/p289170_70_prozent_der_angehen den_%C4rzte_k%F6nnen_sich_vorstellen_auszuwandern.html (Links vom 30. Dezember 2008).

10 Bundesarztregister der KBV.

11 Ärzte, die vor dem 1. Januar 2003 die Bezeichnung «Praktischer Arzt» oder «Praktische Ärztin» führten, dürfen sie weiterführen.

12 http://www.cochrane.org/reviews/ (Link vom 19. Januar 2009).

13 Schwabe U., Paffrath D.: *Arzneiverordnungs-Report* 2008. Springer Verlag, Berlin 2007, S. 29, Abb. 1.8.

14 DeKosky S. T., Williamson J. D., Fitzpatrick A. L. et al.: *Ginkgo biloba for Prevention of Dementia A Randomized Controlled Trial*. Journal of the American Medical Association 2008; 300 (19): 2253–2262.

15 Ein Abschlussbericht des IQWiG (Institut für Qualität und Wirtschaftlichkeit im Gesundheitswesen, www.iqwig.de) kommt zu dem Ergebnis, dass Patientinnen und Patienten mit

Alzheimer-Demenz von ginkgohaltigen Präparaten profitieren können, sofern sie diese in einer hohen Dosierung einnehmen. Für das Therapieziel «Aktivitäten des täglichen Lebens» ist das durch Studien belegt. Was kognitive Fähigkeiten, allgemeine psychopathologische Begleitsymptome sowie die Lebensqualität der betreuenden Angehörigen betrifft, gibt es zumindest Hinweise auf einen Nutzen. Allerdings gibt es auch Studien, in denen kein Nutzen durch Ginkgo nachweisbar war, sodass letztlich unklar bleibt, wie groß der Effekt ist.

16 Schwabe U., Paffrath D. (Hrsg.): *Arzneiverordnungs-Report 2008:* Springer Verlag, Berlin 2008. S. 312, Tabelle 10.2.

17 «Brendan-Schmittmann-Stiftung» des NAV-Virchow-Bundes, Verband der niedergelassenen Ärzte Deutschlands, e.V. (Hrsg.): *Der Pharmareferent in der Bewertung der Vertragsärzteschaft.* Berlin 2007.

18 http://aerzteblatt.lnsdata.de/pdf/102/14/a943.pdf (Link vom 8. Januar 2009).

19 Weiss H.: *Korrupte Medizin: Ärzte als Komplizen der Konzerne.* Kiepenheuer & Witsch Verlag, Köln 2008.

20 Vgl. hierzu beispielsweise die Stellungnahme des BPI zum Gesetzentwurf zur Einführung einer Positivliste auf der Ausschussdrucksache 0191 vom 16. Mai 2003 des Ausschusses für Gesundheit und Soziale Sicherung des Deutschen Bundestages.

21 http://www.nice.org.uk

22 http://www.ahrq.gov

23 Coulter A. *Patient information and shared decision-making in cancer care.* British Journal of Cancer (2003) 89, 15–16.

24 Koch K., Gehrmann G., Sawicki P. T.: *Primärärztliche Versorgung in Deutschland im internationalen Vergleich.* Deutsches Ärzteblatt 2007; 38: A2584.

25 Koch K., Gehrmann G., Sawicki P. T.: *Primärärztliche Versorgung in Deutschland im internationalen Vergleich.* Deutsches Ärzteblatt 2007; 38: A2588–A2590.

26 Steckelings U. M., Stoppelhaar M., Sharma A. M., Wittchen H. U., Krause P., Küpper B., Kirch W., Pittrow D., Ritz E., Göke B., Lehnert H., Tschöpe D., Höfler M., Pfister H., Unger T.; HYDRA Study Group.: *HYDRA: possible determinants of unsatisfactory hypertension control in German primary care patients.* Blood Pressure 2004; 13: 80–88.

27 Das IQWiG wurde im Zuge der Gesundheitsreform am 1. Juni 2004 als eine Einrichtung der Stiftung für Qualität und Wirtschaftlichkeit im Gesundheitswesen gegründet und ist im Auftrag des Gemeinsamen Bundesausschusses (G-BA) oder des Bundesgesundheitsministeriums (BMG) tätig.

28 Die Messung des Blutdrucks ist zwar nicht ausdrücklich gesetzlich geregelt. Sie ist aber in der Dokumentation enthalten und muss daher entweder alle drei oder alle sechs Monate dokumentiert werden.

29 *Neuordnung der vertragsärztlichen Vergütung – Hausärzte –*, Vortrag der KVWL: http://www.kvwl.de/arzt/abrechnung/ ebm/hauserzte_ebm.pdf (Link vom 30. Dezember 2008).

30 Koch K., Gehrmann G., Sawicki P. T.: *Primärärztliche Versorgung in Deutschland im internationalen Vergleich.* Deutsches Ärzteblatt 2007; 38: A2584.

31 Bos M. J., Koudstaal P. J., Hofman A., Witteman J. C., Breteler M. M.: *Uric acid is a risk factor for myocardial infarction and stroke: the Rotterdam study.* Stroke 2006; 37: 1503–1507.

32 Troughton J. A., Woodside J. V., Young I. S., Arveiler D., Amouyel P., Ferrières J., Ducimetière P., Patterson C. C., Kee F., Yarnell J. W., Evans A.; PRIME Study Group.: *Bilirubin and coronary heart disease risk in the Prospective Epidemiological Study of Myocardial Infarction (PRIME).* European Journal Cardiovascular Prevention and Rehabilitation 2007; 14 (1): 79–84.

33 *Nieren-Affäre: Klasnic und Werder versöhnen sich.* ZEIT ONLINE vom 29. April 2008, http://www.zeit.de/news/ artikel/2008/04/29/2522489.xml (Link vom 8. Januar 2009).

34 Coresh J., Byrd-Holt D., Astor B.C., Briggs J.P., Eggers P.W., Lacher D.A., Hostetter T.H.: *Chronic Kidney Disease Awareness, Prevalence, and Trends among U.S. Adults, 1999 to 2000.* Journal American Society Nephrology 2005; 16: 180–188.

35 Kreatininwerte von 1,2 mg/dl und mehr bei Frauen und von 1,4 mg/dl und mehr bei Männern sind bei wiederholter Messung ein Alarmsignal. Vgl. Mendelssohn D. C., Barrett B. J., Brownscombe L. M., Ethier J., Greenberg D. E., Kanani S. D., Levin A., Toffelmire E. B.: *Elevated levels of serum creatinine: recommendations for management and referral.* Canadian Medical Association Journal 1999; 161 (4): 413–417.

36 Es sei eingeschränkt, dass ein großer Teil der entsprechenden Studien nicht aus Deutschland kommt, sodass zu einem späteren Zeitpunkt deutsche Studien ein etwas anderes Bild geben könnten. Dabei könnte sich aber auch herausstellen, dass die Mindestmengen in Deutschland noch höher liegen müssten als hier angegeben.

37 Arnold M., Klauber J., Schellschmidt H.: *Krankenhaus-Report 2002*, Stuttgart 2003.

38 Die Angaben der Tabellen stammen aus der Weißen Liste www.weisse-liste.de (Link vom 15. Dezember 2008) und sind aktuell für Dezember 2008. Ausgewiesen ist pro Krankenhaus die Anzahl behandelter Fälle oder durchgeführter Untersuchungen und Behandlungen. Unter «Herzkatheter» ist auch die Koronarangiographie (PTCA) subsumiert (insg. Die Summe der OPS 1-272, 1-273, 1-274, 1-275, 1-276, 1-277, 1-279). – Vgl. fur die Angaben der Mindestmengen: EUSOMA (European Society of Mastology) http://www.eusoma.org/ Engx/Guidelines/Guideline.aspx?cont=sub5_1 sowie Arnold M., Klauber J., Schellschmidt H.: *Krankenhaus-Report 2002*, Stuttgart 2003: 195. Die Mindestmengen weichen zum Teil deutlich von den Vorgaben des Gemeinsamen Bundesausschusses ab.

39 Schlesinger-Raab A., Eckel R., Engel J., Sauer H., Löhrs U., Molls M., Hölzel, D.: *Metastasiertes Mammakarzinom: Keine Lebensverlängerung seit 20 Jahren.* Deutsches Arzteblatt 2005; 102 (40): A2706–A2714.

40 Kantarjian H., O'Brien S., Cortes J., Wierda W., Faderl S., Garcia-Manero G., Issa J. P., Estey E., Keating M., Freireich E. J.: *Therapeutic Advances in Leukemia and Myelodysplastic Syndrome Over the Past 40 Years.* Cancer 2008; 113 (7 S): 1933–1952.

41 RKI – Überlebensraten bei Krebs: http://www.rki.de/cln_091/nn_204124/DE/Content/GBE/DachdokKrebs/Ueberlebens raten/ueberlebensraten__node.html?__nnn=true (Link vom 30. Dezember 2008).

42 *Saarbrücker Zeitung* vom 26. August 2008.

43 *Der Spiegel*, 25. Juni 2007, und *Rheinische Post*-online vom 29. Dezember 2008.

44 Verdecchia A., Francisci S., Brenner H., Gatta G., Micheli A., Mangone L., Kunkler I.; EUROCARE-4 Working Group.: *Recent Cancer Survival in Europe: a* 2000–02 *period analysis of EUROCARE-4 data.* Lancet Oncology 2007; 8 (9): 784–796, und http://seer.cancer.gov

45 Gesellschaft der epidemiologischen Krebsregister e. V. (GEKID), Robert Koch-Institut (RKI), (Hrsg.): *Krebs in Deutschland 2003 bis 2004 – Häufigkeiten und Trends.* Robert Koch-Institut, Berlin 2008.

46 So der damalige Präsident der Deutschen Krebsgesellschaft Dr. Klaus Höffken auf dem Deutschen Krebskongress 2002 in Berlin, Deutsches Ärzteblatt vom 22. März 2002, 763.

47 Hallek M.: *Beiträge zur 1. Kölner Ringvorlesung Gesundheitsökonomie.* Studien zu Gesundheit, Medizin und Gesellschaft 2007; 2.

48 http://www.blochcancer.org/articles/xtrnew.asp (Link vom 30. Dezember 2008).

49 http://www.rp-online.de/public/article/erkelenz/393082/
Staerker-im-Team.html (Link vom 3. Dezember 2008).

50 AOK Hotline http://www.aok.de/rh/rd/arzttermin-194214.php
(Link vom 30. Dezember 2008).

51 Vgl. dazu das Rundschreiben des Bundesversicherungsamtes
vom 13. März 2007 zu den Wahltarifen gemäß § 53 SGB V in
der Fassung des GKV-WSG.

52 Noch nicht alle Kassen bieten solche Tarife an und auch die
Kassen, die sie anbieten, bewerben diese Tarife oft nicht.

4. THERAPIEVORSCHLÄGE:
WIE UNSER GESUNDHEITSSYSTEM VERBESSERT
WERDEN KANN

1 Der Abschätzung zugrunde gelegt wurden die Angaben des
Jahres 2006. Die Ausgaben wurden pauschal durch einen Pro-
Kopf-Betrag abgeschätzt. Da die Altersstruktur in Ostdeutschland eher ungünstiger ist als in Westdeutschland, dürften
die Ausgaben dort jedoch höher liegen. Daher stellt unsere
Abschätzung eine eher konservative Angabe dar. Das Bruttoinlandsprodukt von Berlin wurde komplett Ostdeutschland
hinzugerechnet. Würde Berlin nicht einbezogen, läge der Ausgabenanteil der Gesundheitsausgaben in Ostdeutschland bei
18,6 Prozent des Bruttoinlandsprodukts.

2 Der völlig unsinnige Vorschlag, sich auf 80 Krankheiten zu
begrenzen, geht auf den Lobbyismus der Betriebskranken-
kassen und der Techniker Krankenkasse bei der Union
zurück.

3 Volkery C., *Gesundheitsstreit: Union ärgert sich über Alli-
anz-Bürgerversicherung. Spiegel*-Online vom 10. Juni 2008.

4 Gatto L. M., Sullivan D. R., Samman S.: *Postprandial effects of
dietary trans fatty acids on apolipoprotein(a) and cholesteryl*

ester transfer. American Journal of Clinical Nutrition 2003; 77 (5): 1119–1124

5 Vgl. Jemal A., Thun M. J., Ries L. A., Howe H. L., Weir H. K., Center M. M., Ward E., Wu X. C., Eheman C., Anderson R., Ajani U. A., Kohler B., Edwards B. K.: *Annual report to the nation on the status of cancer, 1975–2005, featuring trends in lung cancer, tobacco use, and tobacco control.* Journal of the National Cancer Institute 2008; 100 (23): 1672–1694. Ahead of print, und Cushman M., Cantrell R. A., McClure L. A., Howard G., Prineas R. J., Moy C. S., Temple E. M., Howard V. J.: *Estimated 10-year stroke risk by region and race in the United States: Geographic and racial differences in stroke risk.* Annals of neurology 2008; 64 (5): 507–513. Ahead of print.

6 Centers for Disease Control and Prevention: *Reduced Hospitalizations for Acute Myocardial Infarction After Implementation of a Smoke-Free Ordinance – City of Pueblo, Colorado, 2002 – 2006.* Morbidity and Mortality Weekly Report 2009; 57 (51 + 52): 1373–1377.

7 Deutsches Krebsforschungszentrum (Hrsg.): *Passivrauchende Kinder in Deutschland – Frühe Schädigungen für ein ganzes Leben.* Heidelberg 2003.

8 Boyle P.: *Cancer, cigarette smoking and premature death in Europe: a review including the Recommendations of European Cancer Experts Consensus Meetings, Helsinki, October 1996.* Lung Cancer 1997; 17 (1): 1–60.

9 Bühler A., Metz K., Kröger C.: *Literaturauswertung zur Wirksamkeit von Warnhinweisen auf Zigarettenpackungen.* Reihe IFT-Berichte Band Nr. 166. München 2007.

10 Vgl. Deutsches Krebsforschungszentrum, Institut für Gesundheitsökonomie und Klinische Epidemiologie der Universität zu Köln (Hrsg.): *Auswirkungen der Tabaksteuererhöhungen von 2002 bis 2004.* Heidelberg und Köln 2005.

11 Deutsche Krebsgesellschaft: Rauchen – Zahlen und Fakten. Einzusehen unter www.krebsgesellschaft.de

12 Vgl. Kolkmann F.W.: *Persönliche Meinung. Wie und von wem wird Qualität verordnet?* Herz 2000; 25 (8): 799–802

13 Pittet D., Hugommet S., Harbarth S., Mourouga P., Souvan V., Rouvenaue S., Perneger T.V.: *Effectiveness of a hopsital wide programme to improve compliance with hand hygiene.* The Lancet 2007; 356, 1307–1311; und McGucin M.: *Improving handwashing in hospitals: a patient education and empowerment program.* LDI Issue Brief 2001; 7 (3): 1–4.

14 *Der Tagesspiegel: Knieprothesen sind kaum zu verwechseln.* http://www.tagesspiegel.de/berlin/Prothesenskan dal;art270,2359347 (Link vom 21. Dezember 2008).

15 «OECD Health Data 2008».

16 Statistisches Bundesamt. Fachserie 11 Reihe 4.3.2. *Bildung und Kultur. Monetäre hochschulstatistische Kennzahlen. Datenjahr 2006,* erschienen 2008. Bei den laufenden Grundmitteln für Lehre und Forschung handelt es sich um den Teil der Hochschulausgaben, den der Hochschulträger aus eigenen Mitteln den Hochschulen für laufende Zwecke zur Verfügung stellt.

17 NIH Research Budget: http://www.nih.gov/about/budget.htm (Link vom 21. Dezember 2008).

18 Vgl. Fraunhofer-Institut für System- und Innovationsforschung (ISI): Landkarte Hochschulmedizin. November 2007, auch unter http://www.landkarte-hochschulmedizin.de (Link vom 8. Januar 2009).

19 Er ist Vorstandsvorsitzender der St. Franziskus Stiftung Münster (Hospitalgemeinschaft der Franziskanerinnen von Münster St. Mauritz) www.dkgev.de/dkg.php/cat/38/aid/5452/title/ DKG_zur_Wahl_des_Praesidenten_der_Deutschen_Krankenhausgesellschaft (Link vom 21. Dezember 2008).

20 Gemäß der «Black Triangle List» der britischen «Medicines

and Healthcare products Regulatory Agency» (Stand November 2008), unter http://www.mhra.gov.uk (Link vom 14. Dezember 2008). Ausgewählt wurden Arzneimittel, die in Deutschland häufig verordnet werden. (Siehe hierzu: Schwabe U., Paffrath D. (Hrsg.): *Arzneiverordnungs-Report 2008.* Springer Verlag: Berlin 2008.)

21 U.S. Food and Drug Administration (www.fda.gov) (Link vom 21. Dezember 2008).

Sämtliche in diesem Buch aufgeführten Quellen wurden durch den Autor sorgfältig recherchiert. Für die inhaltliche Richtigkeit der in diesen Quellen enthaltenen Angaben stehen die jeweiligen Verfasser ein.